Kompressionstherapie

Kompressionstherapie

Ein Überblick für die Praxis

Mit 152 Abbildungen

K. Protz
J. Dissemond
K. Kröger

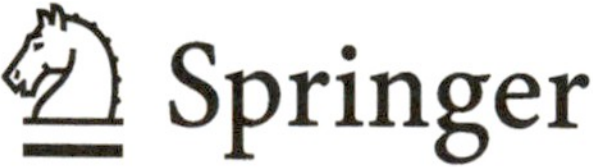 Springer

Kerstin Protz
Hamburg, Germany

Joachim Dissemond
Universitätsklinikum Essen, Essen, Germany

Knut Kröger
HELIOS Klinikum Krefeld
Klinik für Gefäßmedizin, Krefeld, Germany

ISBN 978-3-662-49743-2   978-3-662-49744-9 (eBook)
DOI 10.1007/978-3-662-49744-9

Die Deutsche Nationalbibliothek verzeichnet diese Publikation in der Deutschen Nationalbibliografie;
detaillierte bibliografische Daten sind im Internet über http://dnb.d-nb.de abrufbar.

Springer

Umschlaggestaltung: deblik Berlin
Fotonachweis Umschlag: © tibanna79, fotolia.com

Gedruckt auf säurefreiem und chlorfrei gebleichtem Papier

Springer ist Teil von Springer Nature
Die eingetragene Gesellschaft ist Springer-Verlag GmbH Berlin Heidelberg

Geleitwort

Die Phlebologie hat sich in den letzten Jahren rasch weiterentwickelt. Die Thrombosetherapie hat sich durch neue Medikamente dramatisch gewandelt. Die invasive Therapie der Varikose ist durch zahlreiche neu entwickelte Verfahren sehr differenziert geworden. Lymphödeme und Lipödeme sind mehr in das Bewusstsein aller therapeutisch Tätigen gerückt. Basis für die Behandlung in der Phlebologie ist seit vielen Jahren die Kompressionstherapie, die aktuell einen Modernisierungsprozess unterliegt. Trotzdem wird die Kompressionstherapie im Medizinstudium, in der Ausbildung der Pflegenden und der Physiotherapierenden relativ wenig gelehrt. Auch wenn die Kompressionstherapie fester Bestandteil von Facharztausbildungen und Zusatzweiterbildungen ist, besteht doch der Bedarf einer ständigen Aktualisierung des Wissens. Wie die anderen Verfahren in der Phlebologie auch, gab es gerade in den letzten Jahren zahlreiche neue Entwicklungen für den Bereich der Kompressionstherapie. Dies betrifft alle Formen der Kompressionstherapie, insbesondere die Kompressionsbandagen, Kompressionsstrümpfe und intermittierende pneumatische Kompressionstherapie. Das vorliegende Buch gibt einen Überblick über die Kompressionstherapie für die Praxis, um so den differenzierten Einsatz der modernen Kompressionsmittel zu ermöglichen. Unsere phlebologischen Patienten werden sehr davon profitieren.

Prof. Dr. Markus Stücker
Präsident der Deutschen Gesellschaft für Phlebologie

Vorwort

Die Kompressionstherapie wurde bereits in den frühesten Epochen der Menschheitsgeschichte für die Unterstützung von Kraft und Ausdauer genutzt. Erste Beschreibungen der pathophysiologisch orientierten Behandlung von Venenerkrankungen in Form von Kompressionsverbänden in Kornährentechnik finden sich dann im Corpus Hippocraticum, dem berühmten Buch von Hippokrates (ca. 460–377 v. Chr.). In den folgenden knapp 2500 Jahren haben sich die medizinischen Erkenntnisse und Therapieoptionen erheblich weiterentwickelt. Hierbei kamen sehr viele Impulse aus dem deutschsprachigen Raum, was sich beispielsweise in den Eigennamen verschiedener Verbandtechniken wie Pütter, Sigg, Fischer oder Unna widerspiegelt. Trotz dieser sehr langen Tradition der Kompressionstherapie zeigen aktuelle wissenschaftliche Ergebnisse, dass die Versorgungsrealität in Deutschland erschreckend ist. So sind viele der in den letzten 15 Jahren etablierten Therapieoptionen, wie Mehrkomponentensysteme, Ulkus-Strumpfsysteme oder adaptive Kompressionsbandagen der Mehrheit der Therapeuten unbekannt und werden daher viel zu selten genutzt. Auch bei dem Umgang mit bewährten Materialien zeigen sich viele Wissensdefizite und Fehler. Da die Kompressionstherapie immer noch eine nebenwirkungsarme Basis der Behandlung der meisten Patienten mit Ödemen darstellt, erschien es daher sinnvoll, ein Buch für die Verbesserung der praktischen Durchführung der Kompressionstherapie mit den verschiedenen aktuell verfügbaren Therapieoptionen zu erstellen. Unter Berücksichtigung der aktuellen wissenschaftlichen Erkenntnisse richtet sich dieses Buch somit an alle Beteiligten, die an dem alltäglichen Versorgungsprozess der Behandlung von Patienten mit Kompressionstherapie beteiligt sind. Die Zusammenstellung des Autorenteams mit einer Krankenschwester, einem Angiologen und einem Dermatologen zeigt, dass die anzugehenden Probleme in der Diagnostik und Therapie der Patienten, die einer Kompressionstherapie bedürfen, sehr vielschichtig sein können und daher ein interdisziplinäres und interprofessionelles Team benötigt wird.

In diesem Sinne wünschen wir den Lesern dieses Buches, dass sie bereits bekanntes Wissen auffrischen und neue Erkenntnisse zugewinnen können. Konstruktive Anmerkungen oder Kritik sind ausdrücklich erwünscht und können sehr gerne an die Autoren zurückgemeldet werden.

Knut Kröger, Kerstin Protz, Joachim Dissemond
Februar 2016

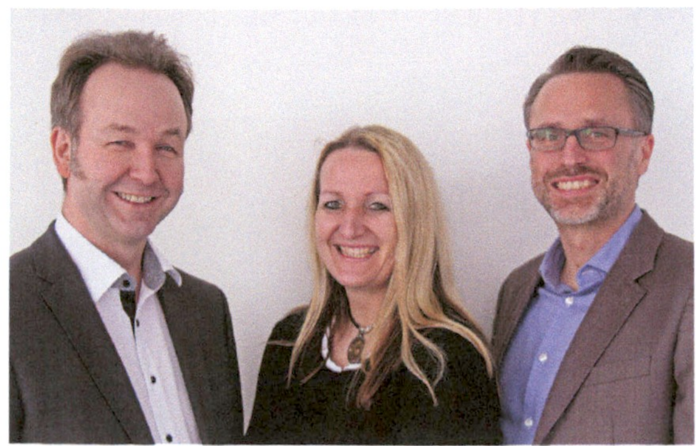

Danksagung

Wir danken Frau Dr. P. H. Kristina Heyer für das Kapitel über den aktuellen Versorgungsstand des Ulcus cruris venosum in Deutschland, das unser Buch um wichtige Aspekte ergänzt. Unser Dank gilt ebenfalls Herrn Jan Hinnerk Timm, der zahlreiche Zeichnungen, Grafiken und Fotos zur Illustration unserer Kapitel beigesteuert und wiederholt nach unseren Vorstellungen überarbeitet hat. Weiterer Dank gebührt Frau Barbara Temme und Herrn Bernd von Hallern für die Unterstützung mit Fotomaterial. Zudem danken wir Herrn Frank Kamperhoff und dem Medical Data Institute (MDI) für die Anregung zu diesem Buchprojekt und die Unterstützung bei der Realisierung.

Die Autoren

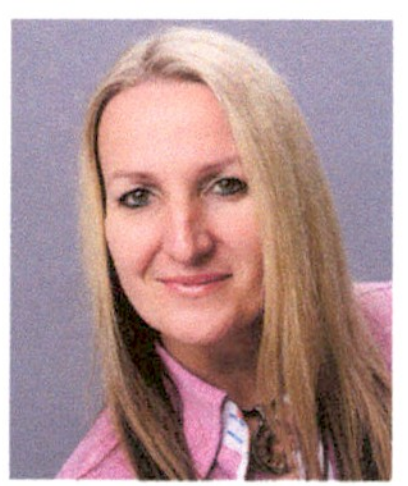

Kerstin Protz

Kerstin Protz (geb. 1969) ist examinierte Gesundheits- und Krankenpflegerin und studierte Managerin im Sozial- und Gesundheitswesen. Sie ist Fachautorin, Beraterin und Dozentin im Themenbereich Pflege von Menschen mit chronischen Wunden und im Vorstand des Wundzentrum Hamburg e. V. sowie im Beirat der Initiative Chronische Wunden (ICW) e. V. Kerstin Protz arbeitet als Projektmanagerin Wundforschung im Comprehensive Wound Center (CWC) am Universitätsklinikum Hamburg-Eppendorf. Zudem ist sie Mitglied der Arbeitsgruppe des Deutschen Netzwerks für Qualitätsentwicklung in der Pflege (DNQP) des Expertenstandards »Pflege von Menschen mit chronischen Wunden«.

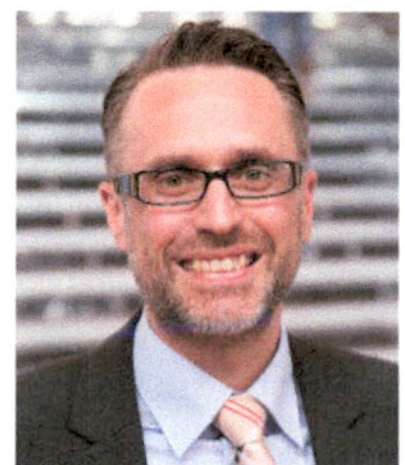

Prof. Dr. med. Joachim Dissemond

Joachim Dissemond (geb. 1968) ist Facharzt für Dermatologie und Venerologie mit den Zusatzbezeichnungen Allergologie und Sportmedizin. Er ist in der Abteilung für Dermatologie, Venerologie und Allergologie am Universitätsklinikum Essen als Oberarzt tätig. Dort leitet er u. a. die zertifizierte dermatologische Wundambulanz mit dem Schwerpunkt »chronisches Ulcus cruris«. Nachdem er in der Vergangenheit u. a. Vizepräsident der Deutschen Gesellschaft für Wundheilung (DGfW), 1. Vorsitzender der Arbeitsgemeinschaft Wundheilung (AGW) der Deutschen Dermatologischen Gesellschaft (DDG) und Chefeditor der Zeitschrift für Wundheilung war, ist er aktuell Vorstandsmitglied von Wund-DACH (Dachorganisation deutschsprachiger Wundheilungsgesellschaften) sowie der Initiative Chronische Wunden (ICW) e. V.

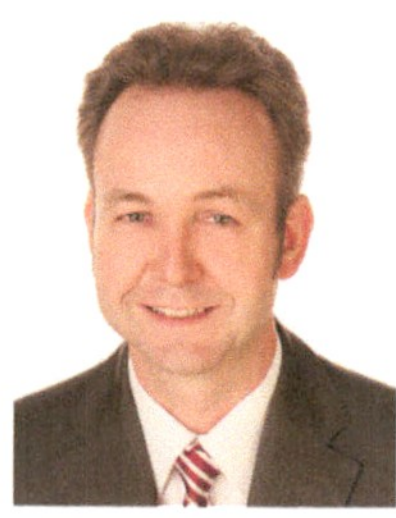

Prof. Dr. med. Knut Kröger

Knut Kröger (geb. 1962) ist Facharzt für Innere Medizin und Angiologie mit den Zusatzbezeichnungen Hämostaseologie und Sportmedizin. Er leitet die Klinik für Gefäßmedizin an der HELIOS Klinik Krefeld und ist Mitglied im Vorstand der Initiative Chronische Wunden (ICW) e. V. Außerdem ist er Herausgeber der Zeitschrift WundManagement und Council Member der European Wound Management Association (EWMA).

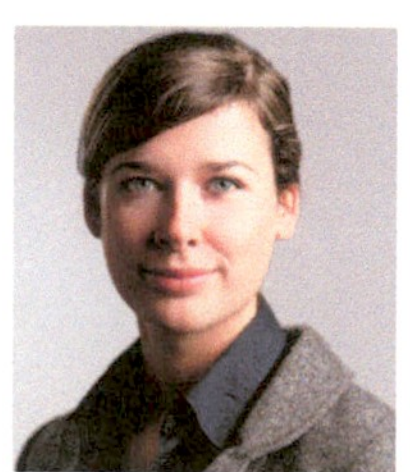

Unter Mitarbeit von
Dr. P. H. Kristina Heyer

Kristina Heyer (geb. 1983) studierte Bachelor of Science in Health Communication (BSc), Master of Public Health (MSc) und promovierte im Studienfach Public Health. Sie arbeitet als wissenschaftliche Projektleiterin am Institut für Versorgungsforschung in der Dermatologie und bei Pflegeberufen (IVDP, Universitätsklinikum Hamburg-Eppendorf). Dort leitet sie die Abteilung Sekundärdaten.

Inhaltsverzeichnis

Grundlagen der Phlebologie und Lymphologie

Knut Kröger

K. Protz et al., *Kompressionstherapie*,
DOI 10.1007/978-3-662-49744-9_1, © Springer-Verlag Berlin Heidelberg 2016

1.1   Einleitung

Neben den Arterien stellen die Venen und die Lymphgefäße die wichtigen Leitstrukturen für den Kreislauf dar. Die gesamte Blutmenge, die das arterielle Gefäßsystem in den Körper hinein transportiert (etwa 5 l pro Minute oder 7200 l pro Tag) muss über die Venen und Lymphgefäße wieder zum Herzen zurücktransportiert werden. Das meiste Blut fließt dabei über die Venen und nur ein Bruchteil über das Lymphsystem. Dieser Bruchteil summiert sich über den Tag auf etwa 2–3 l. Bei einem liegenden Menschen ist dieser Rückfluss problemlos möglich. Bei einem stehenden Menschen addiert sich zu den niedrigen Drücken im Venen- und Lymphgefäßsystem noch der hydrostatische Druck der Flüssigkeitssäule, den die Gravitationskraft verursacht. So hat ein stehender Mensch in einer Fußrückenvene einen Blutdruck von etwa 90–100 mmHg (◼ Abb. 1.1), und ohne das komplexe Zusammenspiel von Bewegung, Muskulatur, Klappen und Atmung

würde weder das venöse Blut noch die Lymphe aus der unteren Körperhälfte herzwärts gelangen.

1.2   Das Venensystem

Im Bereich der Beine unterscheidet man das oberflächliche und das tiefe Venensystem, die über Verbindungsvenen, die sogenannten Perforansvenen, miteinander verbunden sind. Oberflächlich heißt, dass die Venen im Unterhautfettgewebe eingebettet außerhalb der Muskelfaszie liegen. Tief heißt, dass die Venen innerhalb der die Muskulatur umgebenden Muskelfaszie liegen (◼ Abb. 1.2).

Im Unterschenkel laufen die tiefen Venen paarig neben den drei Arterien und werden auch so benannt (Vena tibialis anterior, Vena tibialis posterior und Vena fibularis). Im Oberschenkel und Becken findet sich in der Regel nur eine Vene, die parallel zu der Arterie verläuft und im Oberschenkel Vena femoralis und im Becken Vena iliaca heißt. Die Vena iliaca beider Beine fließen dann etwa in Bauchnabelhöhe zusammen und bilden die untere Hohlvene (Vena cava inferior). Diese führt das Blut durch das Zwerchfell direkt in den rechten Herzvorhof.

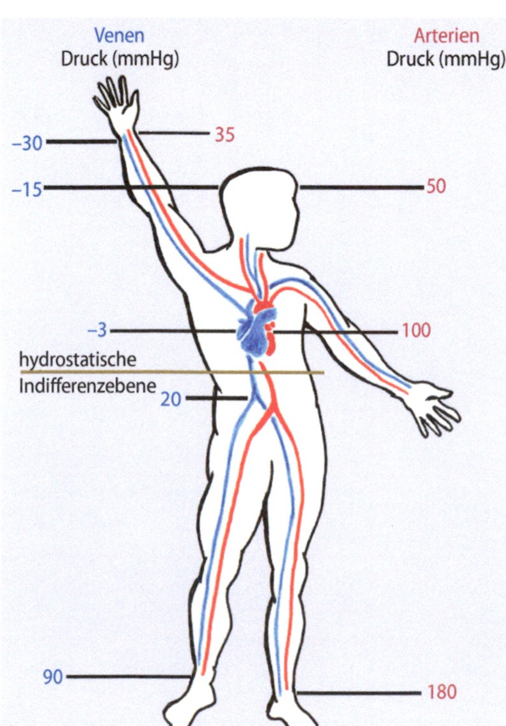

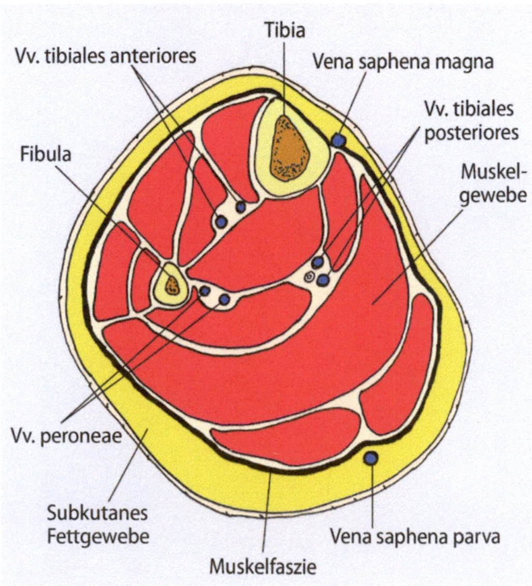

◼ **Abb. 1.1** Blutdrücke im arteriellen und venösen System bei einem stehenden Menschen. (Zeichnung: Jan H. Timm, Hamburg)

◼ **Abb. 1.2** Alle Venen innerhalb der Muskelfaszie gehören zum tiefen Venensystem. Alle Venen außerhalb der Muskelfaszie, also im subkutanen Fettgewebe, gehören zum oberflächlichen Venensystem. (Zeichnung: Jan H. Timm, Hamburg)

Das oberflächliche Venensystem ist wesentlich varianter als das tiefe. Die Hauptvenen des oberflächlichen Venensystems sind die Vena saphena magna, die auf der Innenseite des Beins vom Fuß bis in die Leiste reicht, und die Vena saphena parva, die auf der Wadenrückseite von der Achillessehne bis zur Kniekehle reicht. Beide oberflächlichen Venen münden in das tiefe Venensystem. Daneben gibt es eine Vielzahl von oberflächlichen Venen, die bei jedem Menschen anders angelegt sind.

Für den Rücktransport des venösen Blutes reicht der Druckunterschied zwischen rechter und linker Herzhälfte nicht aus. Hier greifen Zusatzmechanismen wie die Sprunggelenk- und die Wadenmuskelpumpe, die bei einer Beinbewegung das Blut aus den tiefen Venen auspressen und zu dem Herzen zurücktreiben. Bei der Muskelentspannung wird das oberflächliche Venensystem in das tiefe Venensystem entleert. Venenklappen in oberflächlichen und tiefen Venen sorgen dafür, dass das Blut zielgerichtet herzwärts fließt und nicht in die Peripherie zurückgedrückt wird. Ist das Blut einmal in die großen klappenlosen Beckenvenen und in die Vena cava inferior gelangt, kommt dem Wechselspiel des intraabdominellen und intrathorakalen Drucks eine große Bedeutung zu. Bei der Einatmung sinkt der Druck im Thorax, und es steigt der Druck im Abdomen, sodass die großen Venen im Abdomen gleichzeitig ausgedrückt und ausgesogen werden. Bei der Ausatmung sinkt der abdominelle Druck und das Blut kann aus den Beinvenen in die Beckenvenen einströmen.

> **Alle aktiven Beinbewegungen unterstützen über die Muskelanspannung den venösen Rücktransport.**

Bei ruhigem Stehen oder Sitzen fehlt die Unterstützung durch die Wadenmuskulatur. In diesem Fall spielt die arterielle Pulsation eine wichtige Rolle für den venösen Fluss. Ohne Muskelbewegung läuft das in der Muskelfaszie des Unterschenkels liegende tiefe Venensystem komplett voll. Die Muskelfaszie gibt nicht nach und ein Einstrom arteriellen Blutes ist nur noch möglich, wenn gleichzeitig etwas venöses Blut aus dem Unterschenkel verdrängt wird. Diese Wechselwirkung zwischen arteriellem Einstrom und venösem Ausstrom funktioniert im Unterschenkel gut, da die paarigen Unterschenkelvenen direkt neben den Arterien liegen. Die Ausdehnung der Arterien in der Systole komprimiert gleichzeitig die daneben liegenden Venen und sorgt für einen pulssynchronen venösen Blutfluss aus den Unterschenkelvenen heraus.

Diese komplexen Mechanismen des venösen Rückflusses sind anfällig für eine Vielzahl von Störungen. Einengende Kleidung kann auf verschiedenen Höhen zu Abschnürungen führen. Eine Adipositas erhöht den abdominellen Druck und eine chronisch obstruktive Lungenerkrankung erhöht den intrathorakalen Druck. Alle diese Veränderungen erschweren den venösen Rückfluss.

Neben der Sicherstellung eines funktionierenden Blutkreislaufes haben die Venen weitere wichtige Aufgaben. Sie dienen den oberflächlichen Venen als Wärmeregulatoren und als Volumenspeicher. Diese Aufgaben sind aber von untergeordneter Rolle. Die Entfernung großer Teile des oberflächlichen Venensystems, z. B. bei einer Varizenoperation, aber auch bei Entnahme der Venen als Bypassgefäß, ist möglich, ohne wesentlichen Einfluss auf diese Funktionen zu haben.

Die Unterteilung in oberflächliches und tiefes Venensystem dient dem besseren Verständnis und der systematischen Beschreibung des Venensystems. Insgesamt stellt das Venensystem in sich eine Einheit dar, und alle Veränderungen der oberflächlichen oder der tiefen Venen führen langfristig zu Veränderungen, die als chronisch venöse Insuffizienz (CVI) bezeichnet werden.

1.3 Das Lymphgefäßsystem

Das Lymphgefäßsystem hat zwei grundlegende Aufgaben. Zum einen dient es der immunologischen Abwehr und zum anderen der Drainage der Flüssigkeit des intra- und extrazellulären Raumes. Die immunologische Funktion, die hauptsächlich über Lymphknoten und andere sekundäre lymphatische Organe wie z. B. die Tonsillen vermittelt wird, ist nur zusammen mit der Drainagefunktion zu gewährleisten. Über die Drainage der Gewebeflüssigkeit werden aus allen Bereichen des Körpers eingedrungene Fremdkörper, wie Mikroorganismen, Eiweiße, Gifte oder Schadstoffe aufgenommen, in die regionalen Lymphknoten transportiert und dort vom Immunsystem auf ihre pathogene Bedeutung geprüft sowie gegebenenfalls bekämpft.

Das Lymphgefäßsystem beginnt anatomisch blind im Bindegewebe, nimmt dort die aus dem Kapillarbett der Arterien und Venen abgepressten Flüssigkeiten auf und führt sie dem venösen System zu. Man kann das Lymphgefäßsystem anhand der histologischen Wandstruktur in Lymphkapillaren, Präkollektoren, Kollektoren und Lymphstämme unterscheiden. Im interstitiellen Bindegewebe beginnt das Lymphgefäßsystem mit den Lymphkapillaren, die dort ein feinmaschiges Netzwerk bilden. Die Lymphkapillaren münden schließlich in die Präkollektoren, welche Klappen besitzen und einen Durchmesser von ca. 150 μm aufweisen. An die Präkollektoren schließen sich die Kollektoren mit einem Durchmesser von ca. 300–600 μm an. Mehrere Kollektoren bilden ein Lymphgefäßbündel. Diese drainieren die Lymphe aus größeren Gebieten. Diese Lymphgefäßbündel sind an den Extremitäten bevorzugt in Längsrichtung und an der Rumpfhaut radiär angeordnet. Sie münden schließlich in die zwei Lymphstämme, den Ductus thoracicus und den Ductus lymphaticus dexter (■ Abb. 1.3). Der Ductus thoracicus weist einen Durchmesser von 2–4 mm auf, ist ca. 40 cm lang, verläuft im Brustkorb neben der Aorta und nimmt die Lymphe aus der untere Körperhälfte, den Becken- und Bauchorganen, dem linken Thorax, dem linken Arm sowie der linken Kopfhälfte auf. Er beginnt ventral des zweiten Lendenwirbelkörpers und mündet schließlich im linken klavikulären Venenwinkel (Angulus venosus). Der Ductus lymphaticus dexter nimmt die Lymphe des rechten oberen Körperquadranten auf und mündet schließlich in den rechten klavikulären Venenwinkel.

> **Das Lymphgefäßsystem ist ein eigenständiges Gefäßsystem, welches im gesamten Körper vorhanden ist. Es dient nicht der Ernährung des Gewebes, sondern der Überwachung, indem es aus dem Gewebe geringe Mengen an Gewebeflüssigkeit zentral sammelt und in die Venen abgibt sowie gleichzeitig die darin enthaltenen Informationen (Moleküle) immunologisch bewertet.**

Lymphknoten sind in das Lymphgefäßsystem eingeschaltete, 2–20 mm lange, teils kugelige oder

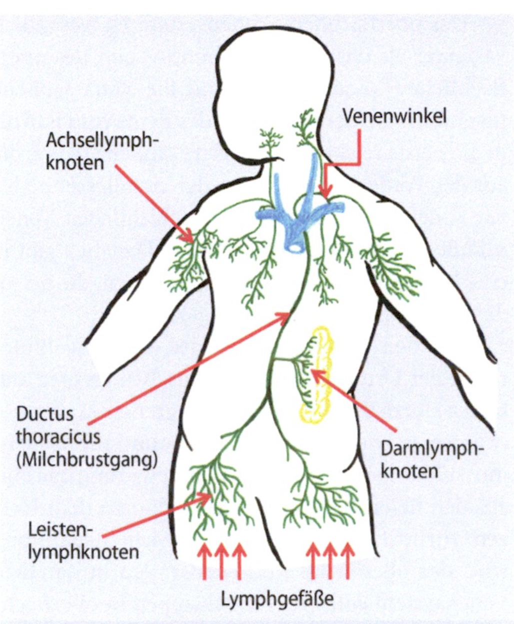

■ **Abb. 1.3** Schematische Darstellung der Lymphgefäße. Die Lymphe aus beiden Beinen, dem Bauchraum und der linken oberen Körperhälfte fließt über den Ductus thoracicus in die linke Vena subclavia. Die rechte obere Körperhälfte drainiert über einen eigenen Ductus in die rechte Vena subclavia (Zeichnung: Jan H. Timm, Hamburg)

bohnenförmige, teilweise in Gruppen angeordnete Knoten, die in lockeres Fett- und Bindegewebe eingelagert sind. Die Lymphknoten nehmen die Lymphe meist aus mehreren Sammelgebieten auf.

Der Ductus thoracicus heißt auch Brustmilchgang. Über ihn wird neben der Lymphe aus Haut, Muskel und Bindegewebe bei Nahrungsaufnahme auch das im Darm aufgeschlossene Fett dem Körper zugeführt. So ist nach der Nahrungsaufnahme die sonst klare und bernsteinfarbene Lymphe durch das gelöste Fett milchig trüb gefärbt. Dieses Phänomen begründet den eher traditionellen Namen.

Die Entstehung der Gewebeflüssigkeit und späteren Lymphe sowie die Erhaltung ihres Gleichgewichtes basieren auf dem Zusammenspiel der Diffusion, Ultrafiltration und Resorption im Endstromgebiet. Die Lymphe selber ist eine eiweißreiche Flüssigkeit, die sich aus großen Proteinmolekülen, Zytokinen und anderen hormonartigen Wirkstoffen, Stoffwechselendprodukten, lebenden und toten Zellen sowie Zellbestandteilen zusam-

mensetzt. Der Lymphtransport ist ein aktiver Pro-
zess, hervorgerufen durch die glatte und querge-
streifte Muskulatur in den großen Lymphsammel-
gefäßen und Lymphstämmen. In den großen
Lymphgefäßen sind die Klappen in bestimmten
Abständen angelegt. Der Abschnitt zwischen zwei
Klappen wird als Lymphangion bezeichnet, das sei-
nerseits zu einer Pulsation (Lymphpumpe) fähig ist.
Durch die Überdehnung der Muskelfasern nach
Füllung eines Lymphangions wird eine Muskelkontraktion ausgelöst und der Inhalt in das nächste
Lymphangion gepumpt. Durch die Ventilklappen
ist eine Rückströmung nicht möglich. Diesen ak-
tiven Transport nennt man Lymphangiomotorik.
Auch wenn in Ruhe die Lymphmenge nur 2–3 l am
Tag beträgt, kann sie sich bei Bedarf auf das 10- bis
20-Fache steigern.

Pathophysiologie des Ulcus cruris venosum

Joachim Dissemond

K. Protz et al., *Kompressionstherapie*,
DOI 10.1007/978-3-662-49744-9_2, © Springer-Verlag Berlin Heidelberg 2016

Der Fachbegriff »Ulcus« beschreibt einen tiefen Gewebedefekt, der synonym auch als Geschwür bezeichnet wird. Mit »cruris« (crus = Kreuz) wird dann die Lokalisation am Unterschenkel beschrieben. In Deutschland haben oder hatten mindestens 1 Mio. Menschen ein Ulcus cruris unterschiedlicher Genese. Die Ursachen für die Entstehung des Ulcus cruris können vielfältig sein (▶ Kap. 3). Die häufigste Ursache in Europa ist die chronisch venöse Insuffizienz (CVI) (◘ Abb. 2.1). Die resultierende chronische Wunde wird dann korrekt als Ulcus cruris venosum (UCV) bezeichnet.

> **Als Ulcus cruris venosum bezeichnet man Gewebedefekte der Unterschenkel (aber nicht der Füße!) aufgrund einer CVI.**

Es befinden sich etwa 80 % des gesamten menschlichen Blutvolumens in den Gefäßen des Niederdrucksystems. In den unteren Extremitäten wird das venöse Blut zu 10 % über das oberflächliche epifasziale und zu 90 % über das tiefe subfasziale Venensystem geführt. Das subfasziale System besteht aus den tiefen Beinvenen, die entweder inter- oder intramuskulär verlaufen. Im Unterschenkel begleiten die paarig angelegten subfaszialen Venen die Arterien. Die epifaszialen Venen, von denen der Vena saphena magna klinisch die wichtigste Bedeutung zukommt, verlaufen oberhalb der Muskelfaszien. Das transfasziale System besteht aus mehr als 100 Perforansvenen, die durch Faszienlücken verlaufen und das epifasziale mit dem subfaszialen System verbinden. Bei stehenden Menschen muss der venöse Blutfluss gegen die Schwerkraft zu der rechten Herzhälfte erfolgen. Die venöse Strömung wird durch den Druck des Blutes aus dem arteriellen Kapillarschenkel, der kardialen Aspiration ausgehend von dem rechten Ventrikel und der Muskelvenenpumpe unterhalten. Die Kontraktion der Beinmuskulatur bewirkt eine Kompression der inter- und intramuskulären tiefen Venen und der transfaszial verlaufenden Perforansvenen. Eine große Bedeutung kommt hierbei den bei Bewegung sehr aktiven Wadenmuskel- und Sprunggelenkpumpen zu. Bei Relaxation der Muskeln füllt sich das Venensegment von distal und epifaszial wieder auf, sodass den Muskelvenenpumpen eine Druck- und Saugfunktion zukommt.

> **Die Muskelvenenpumpen, die für den zielgerichteten Transport des venösen Blutes von großer klinischer Bedeutung sind, können nur bei Bewegung aktiv sein.**

Der Begriff CVI wurde erstmalig 1957 von Henrik van der Molen als Gesamtheit der klinischen Veränderungen der Haut und des Unterhautgewebes im Rahmen einer chronischen Venenerkrankung beschrieben. Für die Entstehung einer Varikose sind degenerative Veränderungen der Venenwand sowie deren Elastizitätsverlust verantwortlich. Kommt es in der Folge zu einer Klappeninsuffizienz, kann eine CVI resultieren. Prädisponierend sind ein zunehmendes Lebensalter, genetische Faktoren, Schwangerschaft und stehende Tätigkeiten. Bei der primären Varikose ist die Ätiologie nicht geklärt, wohingegen die sekundäre Varikose meist aus einer tiefen Beinvenenthrombose resultiert. Durch die Zerstörung von Venenklappen kommt es zu pathologischen Refluxen, die eine durch das Gehen bedingte ambulatorische venöse Hypertonie und damit einhergehende venöse Hypervolämie verursachen. In der Folge entsteht eine Erweiterung, Deformierung und Rarefizierung der Kapillaren mit vermehrter transendothelialer Eiweißpassage, die eine Mikrolymphangiopathie bedingt. Durch den erhöhten Venendruck vermindert sich der Perfusionsdruck und somit die Fließgeschwindigkeit in den Kapillaren. Leukozyten treten mit dem Endothel in Kontakt, werden aktiviert und verursachen eine Entzündungsreaktion.

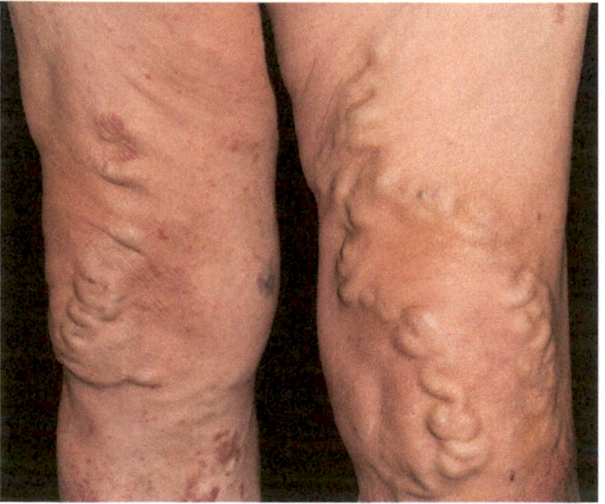

◘ **Abb. 2.1** Varikose als klinischer Hinweis auf eine CVI. (Foto: Joachim Dissemond)

Durch die vermehrte Ausscheidung von Fibrinogen entsteht zudem eine perikapilläre Fibrinmanschette, die eine funktionelle Barriere für Permeabiltät und Diffusion darstellt, eine lokale Hypoxie verursacht und schließlich zu einem Ulcus cruris venosum führt.

Die CVI wird bei Frauen häufiger als bei Männern gefunden; das Verhältnis variiert weltweit von 1,5 : 1 bis zu 10 : 1. Man geht davon aus, dass ca. 1–2 % der Betroffenen mit CVI im Laufe ihres Lebens ein Ulcus cruris venosum entwickeln. Allerdings kann diese Entwicklung durch frühzeitige, präventive und konsequente Intervention meist vermieden werden.

> **Die Entstehung eines Ulcus cruris venosum kann durch frühzeitige, präventive und konsequente Intervention meist verhindert werden.**

Nach Anamnese und klinischer Inspektion kann aufgrund der typischen klinischen Befunde oft schon eine Verdachtsdiagnose gestellt werden. So sieht man im Stadium I nach Widmer Ödeme und im Bereich unterhalb der Malleolen (Knöchel) eine Corona phlebectatica paraplantaris (sogenannte Warnvenen). Im Stadium II nach Widmer zeigt sich oft zusätzlich eine Purpura jaune d'ocre, die man als ockergelbe bis bräunliche Hautverfärbungen durch die Einlagerung von Eisen-Eiweißverbindungen (Hämosiderin) erkennt. Weitere Kennzeichen im Widmer-Stadium II sind eine Atrophie blanche (weiß), eine Stauungsdermatitis (rot) und/oder eine Dermatoliposklerose (Hautverhärtung). Im Stadium III treten dann Ulzerationen auf, die meist im distalen Drittel der Unterschenkel lokalisiert sind (■ Tab. 2.1). Die Prädilektionsstellen für das Ulcus cruris venosum sind

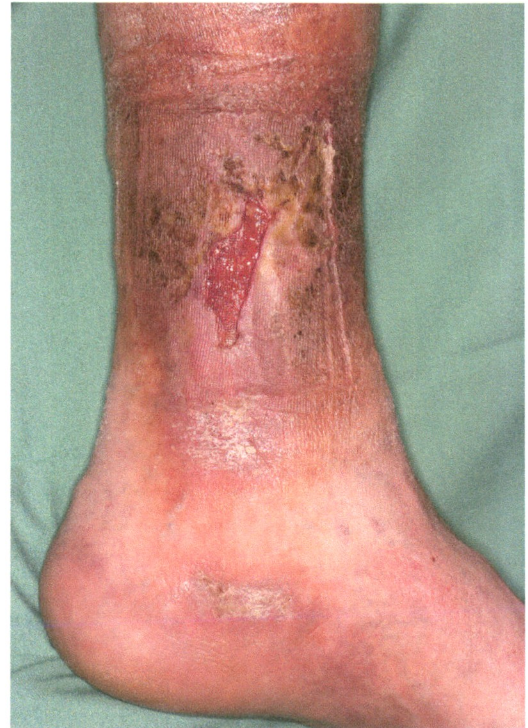

■ **Abb. 2.2** Chronisches Ulcus cruris venosum oberhalb des Innenknöchels. Neben der Lokalisation ist z. B. die braune Verfärbung der Unterschenkel (Purpura jaune d'ocre) typisch. (Foto: Joachim Dissemond)

die Bereiche um den Innenknöchel (■ Abb. 2.2). Eine deutlich differenzierte Einteilung der CVI erfolgt heute entsprechend der CEAP-Klassifikation (■ Tab. 2.2).

> **Eine fortgeschrittene CVI lässt sich klinisch oft leicht durch die typischen Hautveränderungen an den Unterschenkeln erkennen.**

Die Durchführung einer apparativen Diagnostik sollte sich an den zuvor erhobenen Befunden orientieren und diese weiter abklären. Bei jedem Patienten mit Verdacht auf CVI sollte mindestens eine Dopplersonographie-Untersuchung des Beinvenensystems mit spontanen und provozierten Signalen während eines Valsalva-Manövers durchgeführt werden. Der Goldstandard der CVI-Diagnostik ist, insbesondere vor operativen oder interventionellen Eingriffen, die Farbduplexsonographie. Für die erweiterte Venendiagnostik kann es sinnvoll sein, z. B.

■ **Tab. 2.1** Klassifikation der CVI nach Widmer

Grad I	Corona phlebectatica paraplantaris, Ödem
Grad II	Ödem unterschiedlicher Ausprägung, trophische Hautveränderungen, z. B. Purpura jaune d'ocre, Atrophie blanche, Dermatoliposklerose, Stauungsdermatitis
Grad III	Ulcus cruris venosum a) abgeheilt, b) floride

◼ Tab. 2.2 CEAP-Klassifikation der CVI. Mit dem Akronym CEAP werden klinische Befunde (C), Ätiologie (E), anatomische Lokalisation (A) und pathophysiologische Dysfunktion (P) deutlich exakter beschrieben. Im Folgenden ist die Einteilung der klinischen Befunde wiedergegeben

C0	Keine sichtbaren Zeichen einer Venenerkrankung
C1	Besenreiser/Teleangiektasien oder retikuläre Venen
C2	Varikose ohne Zeichen einer CVI
C3	Varikose mit Ödem und mit trophischen Hautveränderungen
C4	Hautveränderungen bedingt durch die CVI: Dermatoliposklerose, Atrophie blanche, Purpura, Stauungsdermatitis
C5	Varikose mit abgeheilter Ulzeration
C6	Varikose mit floridem Ulkus

eine digitale Photoplethysmographie bzw. Lichtreflexrheographie (DPPG oder LRR) durchzuführen. Die Phlebographie ist nur noch selten z. B. bei Patienten mit postthrombotischem Syndrom vor Eingriffen an Varizen erforderlich.

❯ **Der Goldstandard der CVI-Diagnostik ist die Farbduplexsonographie.**

Abgrenzung des Ulcus cruris venosum zu anderen Differenzialdiagnosen

Joachim Dissemond

K. Protz et al., *Kompressionstherapie*,
DOI 10.1007/978-3-662-49744-9_3, © Springer-Verlag Berlin Heidelberg 2016

In den westlichen Industrienationen leidet etwa 1–2 % der erwachsenen Bevölkerung unter chronischen Wunden unterschiedlicher Genese. Die häufigsten Manifestationen chronischer Wunden sind das diabetische Fußulkus (DFU), Wunden bei peripherer arterieller Verschlusskrankheit (pAVK), Dekubitus (»Durchliege-, Druckgeschwür«) und das Ulcus cruris venosum (UCV, »Venengeschwür«, ▶ Kap. 2).

❯ **Als Ulcus cruris werden ausschließlich Wunden an den Unterschenkeln bezeichnet.**

Die Ursachen für die Entstehung chronischer Wunden können sehr vielfältig sein, sodass meist ein interdisziplinärer diagnostischer und therapeutischer Ansatz sinnvoll ist. Es existieren aber auch zahlreiche Faktoren, die primär nicht zu der Entstehung von chronischen Wunden führen, jedoch deren Abheilung wesentlich beeinflussen können. Neben bakteriellen Infektionen oder lokalen Faktoren wie Krusten, Nekrosen und Fibrin spielen Ödeme hierbei eine wesentliche Rolle. Metabolische Störungen, wie ein insuffizient eingestellter Diabetes mellitus, Hyperbilirubinämie, Malnutrition oder die Einnahme von Medikamenten, wie beispielsweise Sirolimus oder Methotrexat (MTX), sind weitere die Wundheilung behindernde Faktoren.

Der erste Schritt in der Behandlung von Patienten mit chronischen Wunden muss immer die Objektivierung der kausal relevanten Faktoren darstellen, damit diese, wenn möglich, im Rahmen einer adäquaten Therapie behandelt werden können.

❯ **Eine Kompressionstherapie ist nach Ausschluss von Kontraindikationen bei allen Patienten mit Ulcus cruris und begleitenden Ödemen sinnvoll.**

Entsprechend aktuellen Untersuchungen leiden in Deutschland ca. 50 % aller Patienten mit einem chronischen Unterschenkelgeschwür an einem Ulcus cruris venosum und jeweils etwa 15 % an einem Ulcus cruris arteriosum bzw. Ulcus cruris mixtum, womit im deutschsprachigen Raum das zeitgleiche Vorliegen einer CVI und einer pAVK bezeichnet wird.

❯ **Das chronische Ulcus cruris wird in Deutschland bei etwa 80 % aller Betroffenen durch CVI und/oder pAVK verursacht.**

Die Summation der ansonsten seltener diagnostizierten Ursachen bildet mit zusammen etwa 20 % einen doch sehr relevanten Anteil an der Gesamtheit der Patienten. Dies ist insbesondere bei den als »therapierefraktär« (hard-to-heal) bezeichneten Patienten wichtig, da hier oft die Diagnostik unzureichend ist.

> **Faktoren für die Entstehung eines chronischen Ulcus cruris**
> - Gefäßerkrankungen, z. B. CVI, pAVK
> - Metabolische Erkrankungen, z. B. Diabetes mellitus, Kalziphylaxie
> - Exogene/physikalische Faktoren, z. B. Druck, kutane Artefakte
> - Dermatosen, z. B. Pyoderma gangraenosum, Necrobiosis lipoidica
> - Neoplasien, z. B. Basalzellkarzinom, Plattenepithelkarzinom
> - Neuropathische Erkrankungen, z. B. Polyneuropathie, multiple Sklerose
> - Infektionskrankheiten, z. B. Ecthyma, Leishmaniose
> - Hämatologische Erkrankungen/Gerinnungsstörungen, z. B. Leukämie, Thalassämie
> - Medikamente, z. B. Hydroxyurea, Marcumar
> - Genetische Syndrome, z. B. Klinefelter-Syndrom, Felty-Syndrom

3.1   Ulcus cruris arteriosum

Dem Ulcus cruris arteriosum liegt eine pAVK zugrunde, die eine Störung der arteriellen Durchblutung der Gefäße der Becken-Bein-Region betrifft. Die pAVK ist eine chronische Erkrankung der Arterien und entsteht durch Stenosen oder Okklusion. In Deutschland leiden aktuell mindestens 4,5 Mio. Menschen an einer pAVK. Die häufigste Ursache hierfür ist in den westlichen Industrienationen zu 95 % die Arteriosklerose. Daneben sind es zu einem geringen Anteil entzündliche genetische und traumatische Ursachen, die zu einer pAVK führen können.

❯ **Der wesentlichste Risikofaktor für die Entstehung der pAVK ist das Rauchen.**

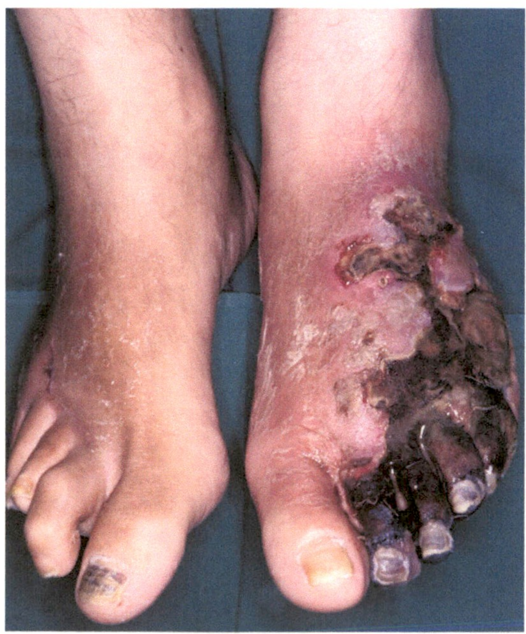

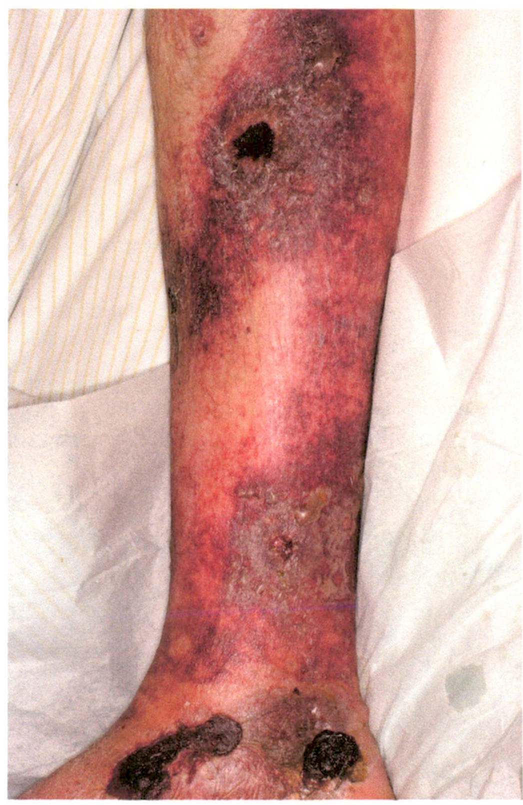

Abb. 3.1 Nekrosen bei fortgeschrittener pAVK. (Foto: Joachim Dissemond)

Weitere unabhängige Risikofaktoren sind ein insuffizient eingestellter Diabetes mellitus, arterieller Hypertonus, erhöhte Gesamtcholesterinkonzentrationen, erhöhte LDL-Cholesterinspiegel oder Erhöhung der Triglyzeride. Die symptomatischen Patienten beschreiben vor dem Auftreten von Nekrosen oder Ulzerationen oft eine Claudicatio intermittens (sog. »Schaufensterkrankheit«). Die subjektiven Beschwerden verschlechtern sich meist nach Hochlagerung der Beine. Ulzerationen treten überwiegend an den Füßen und hier besonders oft an den Zehen auf und sind von kühler Haut umgeben (**Abb. 3.1**). Bei Lokalisation an den Unterschenkeln ist häufiger die Region um den Außenknöchel oder die Schienbeinkante betroffen.

> **Wunden bei pAVK treten meist an den Füßen bzw. Zehen und seltener an den Unterschenkeln auf.**

3.2 Vaskulitis

Als Vaskulitis werden Entzündungen der Gefäßwand sowie deren nachfolgende Schädigungen bezeichnet, die in primäre und sekundäre Formen un-

Abb. 3.2 Purpura mit multiplen Nekrosen und Blasen bei Vaskulitis nach Einnahme von Antibiotika. (Foto: Joachim Dissemond)

terteilt werden. Die primären systemischen Vaskulitiden werden entsprechend der aktualisierten Klassifikation der Chapel Hill-Konsensuskonferenz, orientiert an dem anatomischen Durchmesser der betroffenen Gefäße, eingeteilt. Als sekundär werden Vaskulitiden bezeichnet, die im Rahmen von anderen Erkrankungen wie Kollagenosen, Arzneimittelreaktionen, Infektionen oder Neoplasien auftreten.

> **Am häufigsten werden kutane Vaskulitiden durch Infektionen oder Medikamente verursacht.**

Trotz großer Unterschiede der verschiedenen Vaskulitiden gibt es einige typische Gemeinsamkeiten. So kommt es klinisch zu punktförmigen Einblutungen (Purpura) in die Haut. Wenn Ulzerationen auftreten, sind diese oft multiple, häufiger an den unteren Extremitäten lokalisiert und von lividen Erythemen umgeben (**Abb. 3.2**). Diese Ulzerationen zeigen oft ein rasches Fortschreiten, sodass auf der

Wundoberfläche Nekrosen entstehen. Typisch ist zudem eine ausgeprägte Schmerzhaftigkeit.

> **Typisch für Wunden bei Vaskulitis sind die sehr ausgeprägten Schmerzen und der livide Randsaum.**

Die am häufigsten vorkommende ulzerierende Vaskulitis ist die kutane leukozytoklastische Vaskulitis (Angiitis), synonym auch als Vasculitis allergica bezeichnet. Sie beschreibt eine in Schüben verlaufende Entzündung der Blutgefäße der Haut, die zu diskret tastbaren Einblutungen (palpable Purpura) führt. Für den Ausschluss einer Manifestation an inneren Organen sollte eine entsprechende Diagnostik insbesondere in Hinblick auf eine Nierenbeteiligung erfolgen. Die klinische Verdachtsdiagnose ist möglichst auch histopathologisch durch eine Biopsie zu bestätigen.

3.3 Pyoderma gangraenosum

Das Pyoderma gangraenosum ist eine destruktivulzerierende neutrophile Dermatose unklarer Ätiologie, die sich aber gehäuft assoziiert mit chronisch entzündlichen Erkrankungen, Neoplasien oder einem metabolischen Syndrom findet.

> **Das Pyoderma gangraenosum ist eine seltene Erkrankung, bei der insbesondere bei atypischen Verläufen auch immer nach Neoplasien gesucht werden sollte.**

Als Pathergie-Phänomen wird das Auftreten dieser Ulzerationen nach teilweise minimalen Verletzungen oder operativen Eingriffen beschrieben.

> **Tipp**
>
> Wegen des Pathergie-Phänomens muss vor physikalischen Interventionen, z. B. Débridement, eine Immunsuppression eingeleitet werden, da die Wunden sonst größer und tiefer werden können.

Klinische Charakteristika sind initial druckschmerzhafte rote Knötchen oder sterile Pusteln, die rasch exulzerieren. Die bizarr konfigurierten Ulzerationen weisen meist einen dunkel-lividen, teils untermi-

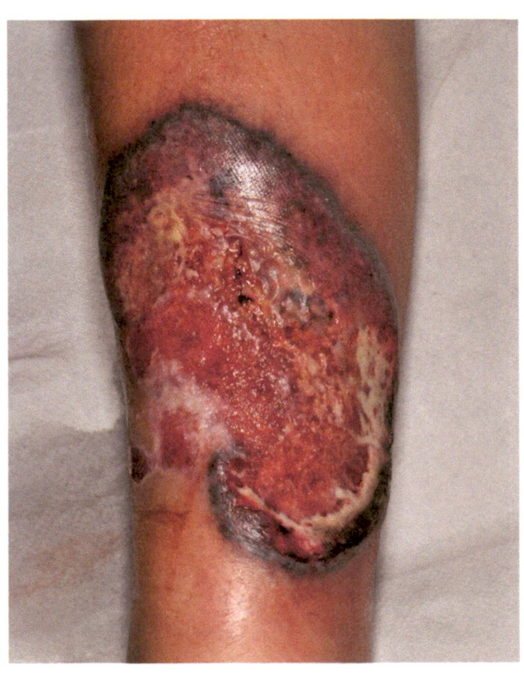

Abb. 3.3 Sehr schmerzhaftes, rasch größenprogredientes Pyoderma gangraenosum. (Foto: Joachim Dissemond)

nierten, äußerst schmerzhaften Randsaum auf (Abb. 3.3). Der Krankheitsverlauf ist nach mehreren Wochen bis Monaten selbstlimitierend. Die Diagnose eines Pyoderma gangraenosum wird aufgrund fehlender eindeutiger serologischer oder histologischer Kriterien anhand der typischen Befunde des klinischen Bildes und der Anamnese gestellt. Es handelt sich um eine Ausschlussdiagnose.

3.4 Livedo-Vaskulopathie

Die Livedo-Vaskulopathie beschreibt eine thrombotische Vaskulopathie kleiner Gefäße, die sekundär zu der Ausbildung sehr therapierefraktärer Ulzerationen führen kann. Bei den Patienten handelt es sich oft um junge Erwachsene ohne familiäre Prädisposition, wobei Frauen dreimal häufiger als Männer betroffen sind. Prädilektionsstellen sind die Unterschenkel und insbesondere die Knöchelregionen. Das klinische Bild ist durch die drei nicht spezifischen Kardinalsymptome Livedo racemosa (livide »Blitzfiguren«), Ulzera und Atrophie blanche gekennzeichnet (Abb. 3.4).

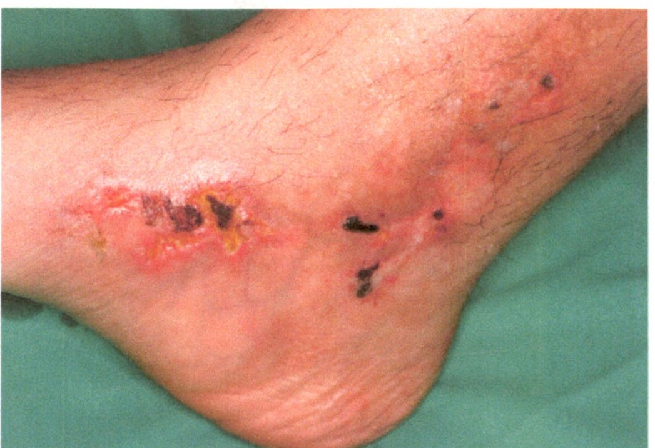

Abb. 3.4 Äußerst schmerzhafte Ulzerationen bei Livedo-Vaskulopathie. (Foto: Joachim Dissemond)

> Die Livedo-Vaskulopathie führt zu sehr schmerzhaften Wunden, unter anderem mit Atrophie blanche, die klinisch auch bei CVI gefunden werden kann.

Die meist sehr schmerzhaften Ulzerationen sind bizarr geformt und von einem inflammatorisch-hämorrhagischen Randsaum umgeben. Der klinische Verlauf der Livedo-Vaskulopathie ist chronisch rezidivierend, oft mit Rezidiven in den Sommermonaten. Die Diagnose sollte möglichst durch eine Biopsie gesichert werden.

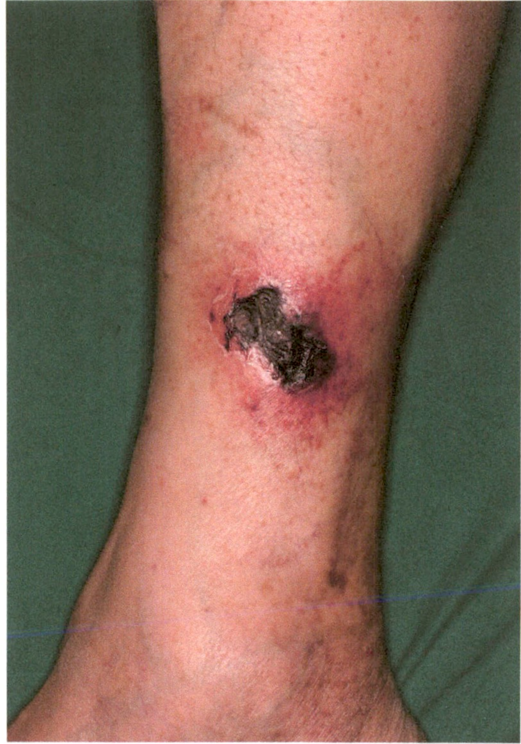

Abb. 3.5 Sehr schmerzhafte von Nekrose bedeckte Ulzeration bei einem Patienten mit terminaler Niereninsuffizienz und Dialysetherapie. (Foto: Joachim Dissemond)

3.5 Kalziphylaxie

Bei der Kalziphylaxie handelt es sich um eine seltene, potenziell letal verlaufende Erkrankung unklarer Ätiopathogenese. Von zentraler Bedeutung scheinen jedoch Störungen im Kalzium-Phosphatstoffwechsel zu sein. Die Erkrankung betrifft überwiegend Patienten mit terminaler Niereninsuffizienz unter Dialysetherapie.

> Die meisten Patienten mit Kalziphylaxie sind dialysepflichtig.

Klinisch imponieren initial livide Erytheme, aus denen sich äußerst schmerzhafte und sehr therapiefraktäre Ulzerationen, insbesondere an den distalen Unterschenkeln, entwickeln (Abb. 3.5). Die Kalziphylaxie ist eine Erkrankung, die unbedingt histopathologisch gesichert werden sollte und auch heute noch zu einer hohen Mortalität führt.

3.6 Necrobiosis lipoidica

Die Necrobiosis lipoidica ist eine entzündliche granulomatöse Hauterkrankung, die häufiger Frauen betrifft und bei mindestens der Hälfte der Patienten mit einem Diabetes mellitus assoziiert ist.

> Mindestens 50 % der Patienten mit Necrobiosis lipoidica haben einen Diabetes mellitus oder werden diesen entwickeln.

Bei 15–35 % der Betroffenen kommt es im Krankheitsverlauf zu Ulzerationen, meist nach einem Minimaltrauma. Ein Kofaktor scheint die diabetische Mikroangiopathie zu sein. Die Erkrankung beginnt oft mit bräunlich-roten Knötchen mit lividem Randsaum, die sich im weiteren Verlauf zu einer derben Plaque mit gelblichem Zentrum und Teleangiektasien (durchschimmernde Blutäderchen) entwickeln. Wenn das Zentrum dann zunehmend

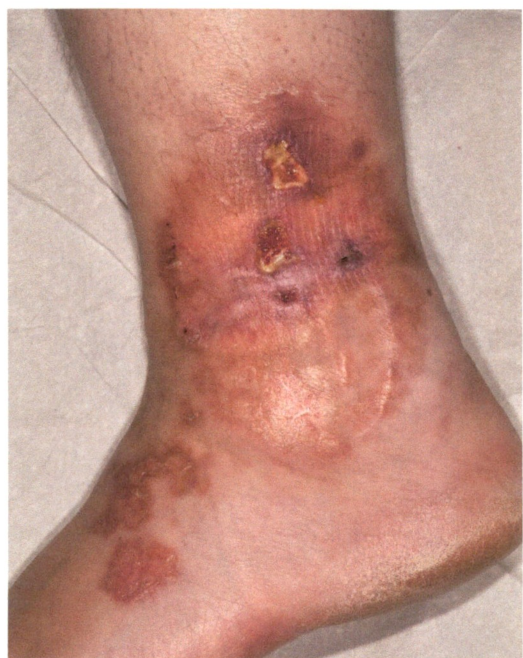

Abb. 3.6 Patient mit Necrobiosis lipoidica bei insuffizient eingestelltem Diabetes mellitus. (Foto: Joachim Dissemond)

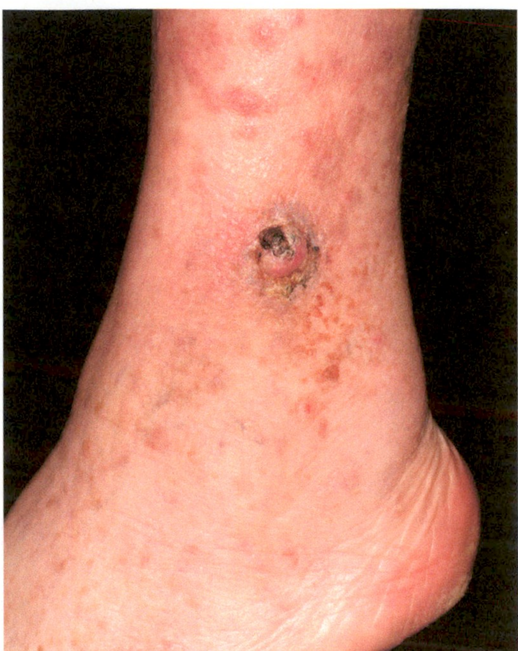

Abb. 3.7 Plattenepithelkarzinom als Ursache eines chronischen Ulcus cruris. (Foto: Joachim Dissemond)

atroph wird, können sehr schmerzhafte Ulzerationen auftreten (■ Abb. 3.6). Die Prädilektionsstellen sind die Streckseiten der Unterschenkel und die Fußrücken. Oft treten die Befunde an beiden Unterschenkeln auf. Bei nicht eindeutigen Befunden sollte eine Biopsie entnommen werden.

3.7 Neoplasien

Neoplasien (Malignome, Krebserkrankungen) können an allen Stellen des Körpers auftreten und ulzerieren. Sie werden daher oft symptomatisch als Wunde diagnostiziert und behandelt. Die am häufigsten an den Beinen auftretende, sekundär ulzerierende Neoplasie ist das spinozelluläre Karzinom (SCC, Plattenepithelkarzinom). Es handelt sich hierbei um einen lokal destruierenden, malignen Tumor, der bei Männern etwa doppelt so häufig wie bei Frauen auftritt. Das durchschnittliche Lebensalter bei Erstmanifestation ist 70 Jahre. Die Inzidenz beträgt etwa 30/100.000 Einwohner/Jahr. Typischerweise beginnt eine SCC mit einer erythematösen Macula (roter Fleck), auf der sich eine Hyper-

keratose (Hornhaut) entwickelt. Im weiteren Verlauf entsteht ein schmerzloser Tumor, der zentral ulzerieren kann (■ Abb. 3.7). Weitere kutane Neoplasien, die zu chronischen Wunden führen können, sind beispielsweise Basalzellkarzinome, Lymphome oder maligne Melanome (schwarzer Hautkrebs). Bei dem Verdacht auf eine Neoplasie sollte unbedingt eine Biopsie (besser mehrere) bzw. die vollständige Exzision erfolgen.

> **Bei nicht heilenden oder atypischen Wunden sollten zum Ausschluss von zugrundeliegenden Neoplasien Biopsien durchgeführt werden.**

3.8 Kutane Artefakte

Kutane Artefakte sind artifizielle Störungen, die in nahezu allen Teilgebieten der Medizin auftreten. Es handelt sich um autoaggressive Handlungen, die unmittelbar oder mittelbar zu einer klinischen Schädigung des Organismus führen, ohne dass hiermit eine direkte Intention zu einer Selbsttötung verbunden ist. Sie dienen bei psychiatrischen Störungen meist der Entlastung von nicht kompensier-

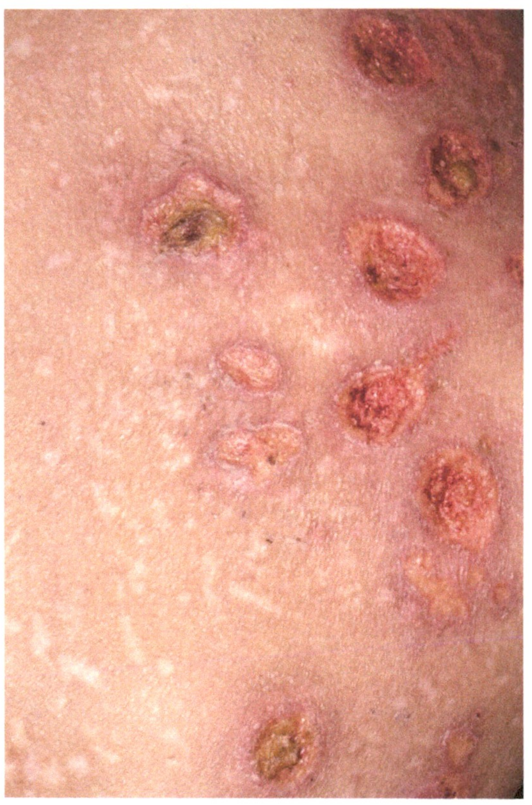

ziellen Wunden das Auftreten an manuell gut erreichbaren Arealen. Meist sind die Wunden scharf begrenzt, oft striär und gut von der umgebenden Haut abzugrenzen (□ Abb. 3.8). Die Patienten beschreiben oft ein sehr plötzliches Auftreten und vermitteln einen enormen Leidensdruck.

> **Das plötzliche Auftreten von scharf begrenzten Wunden »über Nacht« an gut erreichbaren Stellen kann ein Hinweis für kutane Artefakte sein.**

baren Gefühlen wie Spannung, Wut und Selbsthass. Ein Teil der Patienten hat allerdings durch kutane Artefakte einen sekundären Krankheitsgewinn, beispielsweise im Rahmen von Rentenbegehren oder erhöhter Aufmerksamkeit. Es werden hier dann auch Wunden anderer Genese gezielt an der Abheilung gehindert.

> **Nicht alle Patienten wollen, dass Ihre Wunden abheilen.**

Kutane Artefakte sind gehäuft bei Frauen zwischen dem 20. und 40. Lebensjahr zu beobachten, insbesondere bei Patienten mit medizinischen Kenntnissen. Genutzt werden oft chemische Substanzen, Nadeln, Rasierklingen und abschnürende Bänder oder mechanische Manipulationen durch Kratzen, Reiben oder Quetschen. Das klinische Bild ist ausgesprochen heterogen. Gemeinsam ist den artifi-

Indikationen und Kontraindikationen der Kompressionstherapie

Knut Kröger, Joachim Dissemond, Kerstin Protz

K. Protz et al., *Kompressionstherapie*,
DOI 10.1007/978-3-662-49744-9_4, © Springer-Verlag Berlin Heidelberg 2016

Indikationen der Kompressionstherapie sind alle venösen und lymphatischen Erkrankungen, deren Folge Ödeme der Beine sind. Indiziert für die Anlage einer Kompressionstherapie sind: chronisch venöse Insuffizienz (CVI), primäre und sekundäre Varikosis, Thrombophlebitis, postthrombotisches Syndrom (PTS), tiefe Beinvenenthrombose, Lip-/Lymphödeme, Zustand nach invasiver Therapie einer Varikose (z. B. Stripping, Verödung, Lasertherapie), Erkrankungen, bei denen auch eine Thromboseprophylaxe indiziert ist, Stauungszustände infolge von Immobilität (Indikationen).

Vor Verordnung einer Kompressionstherapie ist abzuklären, ob Kontraindikationen vorliegen, welche die Anwendung einer solchen Therapie einschränken (relative Kontraindikationen) oder unmöglich machen (absolute Kontraindikationen). Die ärztliche Diagnostik liefert die hierfür notwenigen Informationen.

4.1   Knöchel-Arm-Druck-Index (KADI)

Grundsätzlich ist vor Anlage einer Kompressionstherapie die arterielle Durchblutungssituation abzuklären. Die Temperatur (kalt), die Färbung der Zehen bzw. Füße (bläulich, blass) und die Fußpulse (nicht/kaum tastbar) liefern erste Hinweise. Die Feststellung des Knöchel-Arm-Druck-Index (KADI), synonym auch ABPI (ankle brachial pressure index) genannt, gibt Aufschluss über den arteriellen Durchblutungsstatus und die Ausprägung einer ggf. vorhandenen peripheren arteriellen Verschlusskrankheit (pAVK). Der KADI ist mittels Dopplersonde (sog. Taschendoppler) und Blutdruckmanschette schnell und unkompliziert festzustellen (◘ Abb. 4.1). Nachdem der Patient mindestens 5 min liegt, wird jeweils der systolische Druck über der Knöchelarterie (A. tibialis posterior) und über der Fußrückenarterie (A. dorsalis pedis) gemessen und der höhere Wert notiert. Anschließend erfolgt die Messung des systolischen Drucks über beide Oberarmarterien (A. brachialis). Auch hier wird nur der höhere systolische Druck für die Berechnung verwendet. Der Fußarteriendruck geteilt durch den Armarteriendruck ergibt den Wert des KADI. Folgende Werte infor-

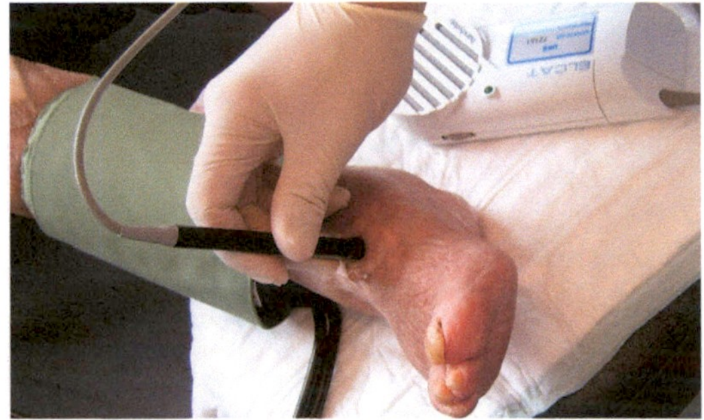

◘ **Abb. 4.1** KADI-Messung. (Foto: Kerstin Protz)

mieren über die Möglichkeiten einer Kompressionstherapie. Ein KADI von < 0,9 weist auf eine pAVK hin. Für die Frage, ob eine Kompression bei einer pAVK noch angelegt werden darf, ist der absolute systolische Knöchelarteriendruckwert aussagekräftiger. In internationalen Empfehlungen liegt eine chronisch kritische Ischämie vor, wenn der absolute systolische Knöchelarteriendruckwert bei einem normalen Systemdruck < 50 mmHg beträgt (▶ Kap. 17). Bis zu diesem Grenzwert wird tagsüber eine Kompressionstherapie in der Regel toleriert. Unterhalb dieses Wertes muss man entweder auf eine Kompressionstherapie verzichten oder eine adaptierte Kompressionstherapie unter engmaschiger Beobachtung versuchen.

> ❗ **Cave**
> **Insbesondere bei Patienten mit Diabetes mellitus können arterielle Verkalkungen (Mönckeberg-Mediasklerose) vorliegen, welche zu falsch hohen Messungen (KADI > 1,3) des systolischen Knöchelarteriendrucks führen. Hier sind weiterführende Untersuchungen, wie eine Erfassung des Zehendrucks, eine Doppler-/Duplexsonographie oder eine transkutane Sauerstoffdruckmessung (TcPO$_2$) notwendig.**

> **Tipp**
> Insbesondere bei älteren Menschen sollten arterielle Gefäßkontrollen im Verlauf der Kompressionstherapie regelmäßig erfolgen, um frühzeitig eine pAVK zu ermitteln.

4.2 Absolute Kontraindikationen

Einige Krankheitsbilder schließen vor deren optimierter Behandlung die Anwendung einer Kompressionstherapie aus.

Da eine Kompressionstherapie neben den venösen auch die arteriellen Blutgefäße komprimiert, ist diese bei der **akuten Ischämie** kontraindiziert. Hier besteht das Risiko einer weiteren Verschlechterung der Sauerstoffunterversorgung des Gewebes. Folgen sind starke Schmerzen, Ausbildung von Gewebsnekrosen bis hin zu der Notwendigkeit einer Amputation.

Eine lokale Infektion im Bereich einer subkutanen Vene (früher auch als septische Phlebitis bezeichnet) kann durch das Eindringen von Bakterien in das Venensystem, beispielsweise über Kanülen, entstehen. Eine Kompressionstherapie kann zu der Streuung der Bakterien und somit zu der weiteren Verteilung im Blut und Gewebe führen, somit die Infektion in tiefere Strukturen verbreiten (Sepsisgefahr!) und ist daher kontraindiziert. Eine Behandlung erfolgt durch die Gabe von systemisch verabreichten Antibiotika. Dasselbe gilt auch für ein **florides Erysipel**. Erst im Anschluss bzw. bei Erfolg einer systemischen antibiotischen Therapie darf eine Kompressionstherapie zum Einsatz kommen.

Anmerkung: Die Behandlung des floriden Erysipels mit lokal kühlenden antiseptischen Umschlägen ist eine weitverbreitete Praxis, deren Nutzen nicht belegt ist. Da sich beim Erysipel die Bakterien in den Lymphspalten befinden, sind sie durch eine lokale antiseptische Maßnahme nicht zu erreichen.

Die als **Phlegmasia coerulea dolens** bezeichnete fulminante tiefe Beinvenenthrombose bedeutet den plötzlichen Verschluss aller Venen einer Schnittebene. Das Blut kann dadurch in der betroffenen Extremität nicht mehr abfließen, wodurch der Gewebedruck steigt. Hierdurch kann auch die arterielle Versorgung unterbrochen werden. Typische Kennzeichen sind eine Blaufärbung der Extremitäten und starke Schmerzen. In der Spätfolge treten Nekrosen auf. Eine Kompressionstherapie ist hier absolut kontraindiziert.

Bei ausgeprägtem Ödem kann die Kompressionstherapie durch Einschwemmung der Flüssigkeit in das Gefäßsystem zu einer Belastung des Herzens führen. Diese zusätzlich anflutende Flüssigkeit kann eine Dekompensation einer bereits bestehenden (Rechts-)Herzinsuffizienz zur Folge haben. Zudem können bei diesen Patienten Atemnot (Dyspnoe) und ein Lungenödem auftreten. Daher stellt die **dekompensierte Herzinsuffizienz** eine Kontraindikation für die Kompressionstherapie dar.

4.3 Relative Kontraindikationen

Für Patienten mit Neuropathie, beispielsweise infolge von Diabetes mellitus, besteht durch die Anlage einer Kompressionstherapie eine besondere Gefährdung. Eine ausgeprägte **Sensibilitätsstörung** der Extremitäten lässt diese Menschen ggf. erzeugte Druck- und Schnürfurchen nicht bemerken, die sich in der Folge zu tiefen Gewebsschädigungen entwickeln können. Daher sind bei Patienten mit Neuropathie tägliche Kontrollen unter Kompressionstherapie erforderlich. Eine adäquate Unterpolsterung ist bei Bandagierungen unbedingt erforderlich.

Eine weitere relative Kontraindikation ist eine **Materialunverträglichkeit** beziehungsweise Allergie sowohl gegenüber Binden- wie auch gegenüber Strumpfmaterialien, z. B. ausgelöst durch Polyamid, Elasthan, dunkle Strumpffarbstoffe oder Viskose. In diesem Fall sollte ein Allergietest (Epikutantest) durchgeführt und ein anderes Material gewählt werden. Bei Anlage von Kompressionsbinden sollte, neben einer angepassten Unterpolsterung, zunächst ein Baumwollschlauchverband angelegt werden, der Unverträglichkeiten auf das Bindenmaterial vorbeugt.

Durch die starke Reibung der Kompressionsmaterialien auf der Haut sowohl beim Tragen als auch beim An-/Ablegen können **nässende Dermatosen** verschlimmert oder das Entstehen neuer Hautschädigungen bis hin zu Ekzemen gefördert werden. In einigen Fällen, wie bei einer Stauungsdermatitis, ist eine Kompressionstherapie jedoch unumgänglich. Bei solchen Patienten liegt das Hauptaugenmerk auf einer angepassten Hautbehandlung, beispielsweise durch lokal applizierte Kortisonpräparate, die in Absprache mit einem Dermatologen ausgewählt werden sollten.

Die **Indikationen** sowie **relative** und **absolute Kontraindikationen** einer Kompressionstherapie sind in ❏ Tab. 4.1 zusammengefasst.

◘ Tab. 4.1 Indikationen und Kontraindikationen einer Kompressionstherapie

Indikationen

Varikose
– Varikose
– Varikose in der Schwangerschaft
– Unterstützend bei der invasiven Therapie der Varikose

Thrombosen/Thrombophlebitis
– Thrombophlebitis
– Tiefe Bein- und Armvenenthrombose
– Zustand nach tiefer Beinvenenthrombose
– Postthrombotisches Syndrom
– Thromboseprophylaxe

Chronische Veneninsuffizienz (CVI)
– CVI nach CEAP C3–C6
– Primäre und sekundäre Prävention des Ulcus cruris venosum
– Angiodysplasie

Sonstige Ödeme
– Lymphödeme
– Ödeme in der Schwangerschaft
– Posttraumatische Ödeme
– Hormonell bedingte Ödeme
– Lipödeme
– Stauungszustände infolge Immobilitäten (arthrogenes Stauungssyndrom, Paresen und Teilparesen der Extremität)
– Medikamentös induzierte Ödeme (z. B. Kalziumantagonisten, Isosorbiddinitrat, Lithium-Salbe, Sexualhormone u. a.)

Absolute Kontraindikationen	**Relative Kontraindikationen**
– Akute Ischämie	– Chronische kompensierte Herzinsuffizienz
– Dekompensierte Herzinsuffizienz	– Schwere Sensibilitätsstörungen der Extremitäten
– Septische Phlebitis	– Nässende Dermatosen
– Phlegmasia coerulea dolens	– pAVK
– Florides Erysipel	– Unverträglichkeit bzw. Allergie auf eingesetzte Materialien
	– Schmerzen durch die Therapie

Orientiert an: Leitlinien der Deutschen Gesellschaft für Phlebologie, Phlebologischer Kompressionsverband (PKV); AWMF-Leitlinien-Register Nr. 037/005, Entwicklungsstufe 2, http://www.awmf.org/uploads/tx_szleitlinien/037-005_S2_Phlebologischer_Kompressionsverband_PKV_2009_abgelaufen.pdf

❯ **Durch seine Verordnung übernimmt der behandelnde Arzt die medizinische Verantwortung für die Indikationsstellung und somit auch die Beachtung der Kontraindikationen. Der Pflegefachkraft obliegt die Durchführungsverantwortung und somit die sach- und fachgerechte Ausführung der Kompressionstherapie. Dennoch sollte auch die Pflegefachkraft mit den Indikationen und Kontraindikationen vertraut sein und eine Anordnung kritisch hinterfragen.**

Grundlagen und Wirkweise der Kompression

Kerstin Protz

K. Protz et al., *Kompressionstherapie*,
DOI 10.1007/978-3-662-49744-9_5, © Springer-Verlag Berlin Heidelberg 2016

Die Kompressionstherapie ist die Basis jeder phlebologischen Therapie von Menschen mit venösen oder lymphatischen Erkrankungen. Sie kommt entweder allein oder in Kombination mit interventionellen oder operativen Eingriffen, z. B. Varizenstripping oder -verödung, zum Einsatz.

Durch den Kompressionsdruck wird der Durchmesser der darunterliegenden Gefäße verkleinert. Dieselbe Menge an Blut muss nun eine schmalere Passage bewältigen, was die Fließgeschwindigkeit in Richtung des Herzens fast verdoppelt. Zudem mindert sich der sogenannte transmurale Druck, der die Differenz zwischen dem Druck, der innerhalb der Venen besteht, zu dem Druck, der von außen auf sie einwirkt, darstellt. Durch die Umfangreduzierung der Venen können auch die Venenklappen dilatierter (ausgeleierter) Venen, sofern sie noch nicht zerstört sind, ihre Funktion als Rückstauventil wieder aufnehmen; denn aufgrund der Durchmesserminderung funktioniert ihr Schließmechanismus wieder. Diese Effekte erzeugt die Kompressionstherapie bereits im Ruhezustand (→ Ruhedruck). Ihre Wirkweise wird aber durch Bewegung erheblich erhöht (→ Arbeitsdruck). Die Kompressionstherapie steigert die Effizienz der Arbeit der Muskelpumpen, insbesondere der Sprunggelenk- und der Wadenmuskelpumpe. Die Kontraktion des Wadenmuskels während der Bewegung erhöht den Druck im gesamten Bein. Die Erkenntnisse von Blaise Pascal erklären diesen Effekt. Der französische Mathematiker beschrieb in dem nach ihm benannten Gesetz, dass der Druck, der auf eine Flüssigkeit ausgeübt wird, die sich innerhalb eines Behälters befindet, überall gleichmäßig einwirkt, unabhängig an welchem Punkt des Behälters er auftritt. Obwohl also die Kontraktion der Wadenmuskelpumpe nur an einer Stelle des Beines Druck aufbaut, wirkt sie sich in allen Regionen, also auch am Fuß, Knöchel etc., gleichmäßig aus. Die Kompressionstherapie hat eine rückflussfördernde Wirkung, die bis in die tiefen Gefäße reicht, ermöglicht den Abtransport von Abfall- und Schlackenstoffen und reduziert Ödeme. Letzteres führt zudem zu einer Schmerzlinderung und Volumenminderung der Beine, was für den Patienten in mehrfacher Hinsicht eine Erleichterung bedeutet. Bezogen auf die Mikrozirkulation (◗ Abb. 5.1), also den Stoffaustausch innerhalb der kleinsten Blutgefäße (Kapillaren, Arteriolen und Venolen),

mindert die Kompressionstherapie das Eindringen von Flüssigkeit in das Körpergewebe und steigert die Lymphdrainage.

Die Kompressionstherapie bewirkt, bei optimaler Anlage, innerhalb kurzer Zeit eine periphere Entstauung und unterstützt im weiteren Verlauf die Abheilung von Ulzerationen. Da das Bein nicht regelmäßig geformt ist, sollten Niveauunterschiede an prominenten Körperstellen, wie Knöchelvorsprung oder Achillessehnenbereich, ausgeglichen werden, damit die Kompressionstherapie gleichmäßig wirken kann. Eine entsprechende Auspolsterung (▶ Kap. 11) von Kulissen mit Pelotten (Druckpolstern) gewährleistet, dass der Druck überall gleichmäßig wirkt. Eine Abpolsterung mit Watte- oder Schaumstoffbinden verhindert, dass Druckspitzen entstehen, die möglicherweise zu Schmerzen, Schnürfurchen oder Druckulzerationen führen. Bei konsequenter Anlage bzw. bei konsequentem Tragen beugt die Kompressionstherapie Ulkusrezidiven, neuen Ödemen und der Entstehung von Thrombosen vor.

Der Druck einer Kompressionsversorgung sollte herzwärts, also von distal nach proximal, abnehmen, da dem zurückfließenden Blut möglichst wenig Widerstand entgegengesetzt sein soll. Die Berechnungen und Erkenntnisse von Pierre-Simon Laplace bilden die Grundlage für das Verständnis der Funktionsweise der Kompressionstherapie. Der französische Naturwissenschaftler stellte fest, dass sich der Druck innerhalb eines Körpers erhöht, je mehr Druck von außen auf ihn einwirkt. Vergrößert sich der Umfang dieses Körpers und der äußere Druck

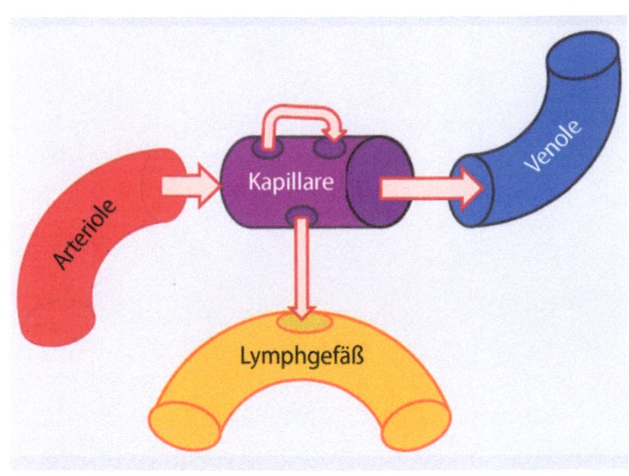

◗ **Abb. 5.1** Mikrozirkulation (Grafik: Jan H. Timm, Hamburg)

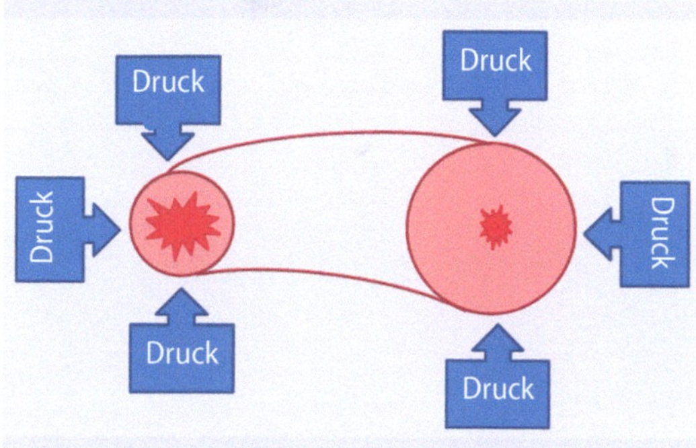

Abb. 5.2 Laplace-Gleichung. (Grafik: Jan H. Timm, Hamburg)

bleibt gleich, mindert sich der innere Druck (■ Abb. 5.2). Hierdurch erklärt sich zum einen, dass sich die Kompressionswirkung erhöht, wenn die Binde mit mehr Kraft bzw. Spannung angelegt wird. Zum anderen erklärt die Laplace-Gleichung, dass der Druck, den die Kompression auf die dickeren Stellen des Beines, beispielsweise die Wadenmitte, ausübt, geringer ist als beispielsweise oberhalb des Fußknöchels. Bei der Bandagierung muss also nicht zuerst stark und je näher man dem Knie kommt mit weniger Kraftaufwand angelegt werden, um das erwünschte herzwärts abnehmende Druckgefälle zu erzeugen. Der Druck unterhalb eines Kompressionsverbandes am Unterschenkel nimmt bei normal geformten Beinen somit auf natürliche Weise ab.

Das Prinzip der Stiffness (Steifigkeit) beschreibt die Fähigkeit eines Verbandes, starr zu bleiben und den Veränderungen der Wadenmuskulatur bei Belastungen standzuhalten. Hierfür wird der Druck ermittelt, der zwischen der Kompressionsversorgung und der Haut besteht. Im Liegen übt der Kompressionsverband einen geringeren Druck auf das Bein aus als im Stehen. Aus der jeweiligen Differenz zwischen dem Druck im Stehen und dem Druck im Liegen ergibt sich die Stiffness. Dieser Wert ist bei sehr elastischen Materialien entsprechend gering. Je weniger das Material unter Muskelanspannung nachgibt, umso höher ist die Stiffness des Kompressionsverbandes. So haben Langzugbinden eine geringe, Kurzzugbinden eine hohe und Zinkleimbinden eine sehr hohe Stiffness.

Kompression wirkt am effektivsten in Verbindung mit ausreichender Bewegung. Die Kompressionstherapie entfaltet ihre Hauptwirkung erst bei Aktivierung der Muskelpumpen. Voraussetzungen hierfür sind die Beweglichkeit im Sprunggelenk und der natürliche Abrollprozess beim Gehen. Über diese Aspekte sind die Patienten aufzuklären und auf dieser Basis zu regelmäßiger Fußgymnastik und Gehübungen zu motivieren. Einfache Bewegungen und sportliche Betätigung, wie Fußkreiseln, Auf-, Abwippen, das Abrollen des Fußes über einen (Igel-)Ball, Greifübungen, Treppensteigen, Spazierengehen oder Nordic Walking, bedeuten eine notwendige Unterstützung für die effektive Kompressionstherapie (▶ Abschn. 20.1). Leitlinien empfehlen Patienten mit einem Ulcus cruris venosum ein kontrolliertes Gehtraining zur Vermeidung der Sprunggelenkversteifung (arthrogenes Stauungssyndrom) sowie zur Aktivierung der Wadenmuskelpumpe.

> **⊘ Cave**
> **Eine Kompressionsversorgung ist auch von Patienten mit abgeheiltem Ulcus cruris venosum als Rezidivprophylaxe tagsüber ein Leben lang zu tragen.**

> **❯ Pascals Gesetz sagt aus, dass sich der Druck, der auf eine Flüssigkeit in einem geschlossenen System einwirkt, überall gleichmäßig verteilt. Der praktische Nutzen für die Kompressionstherapie ist, dass die Arbeit jeder Muskelpumpe im gesamten Bein wirkt.**

> **❯ Laplaces Gleichung belegt, dass der Druck, der auf einen Körper einwirkt, abnimmt, je mehr sich dessen Umfang erhöht (■ Abb. 5.2). Für die Kompressionstherapie bedeutet das, der Kompressionsdruck mindert sich bei zunehmendem Beinumfang.**

> **❯ Die Stiffness errechnet sich aus der Differenz zwischen dem Druck im Liegen und im Stehen. Sie bezeichnet die Kraft, mit der die Kompressionsversorgung der Arbeit der Muskelpumpe entgegenwirkt. Für die Kompressionstherapie bedeutet das, je höher die Stiffness, umso höhere Drücke erzeugen die Muskelpumpen.**

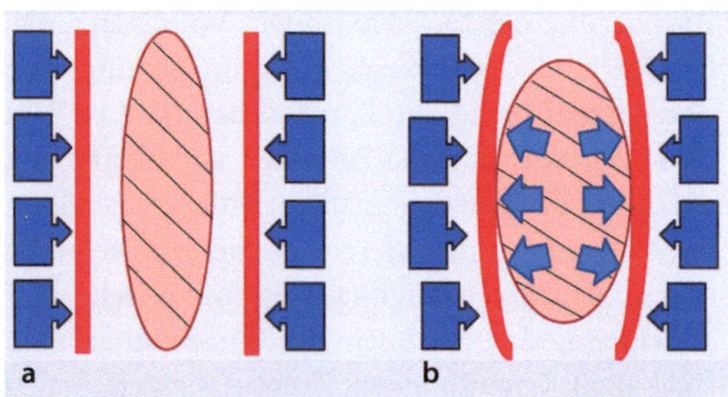

▫ Abb. 5.3a,b a Ruhedruck, **b** Arbeitsdruck. (Grafik: Jan H. Timm, Hamburg)

> **Wenn das Bein nicht in Bewegung ist, wirkt ausschließlich der Ruhedruck. Er besteht permanent und kann von einer Kompressionsbandagierung oder einer -bestrumpfung ausgeübt werden (▫ Abb. 5.3a). Der Ruhedruck ist immer niedriger als der Arbeitsdruck.**

> **Der Arbeitsdruck entsteht, wenn das Bein in Bewegung kommt. Er erhöht sich, je mehr die Muskelpumpen arbeiten und die angelegte Kompression diesen einen Widerstand entgegensetzt. Der Arbeitsdruck besteht immer nur temporär und begründet die eigentliche Wirkung der Kompression (▫ Abb. 5.3b).**

Sowohl Arbeits- wie auch Ruhedruck hängen von der Kraft ab, mit der die Kompressionsversorgung angelegt wurde. Weitere Faktoren sind das Material und die Anzahl der verwendeten Komponenten.

Materialien der Kompressionstherapie

Kerstin Protz

K. Protz et al., *Kompressionstherapie*,
DOI 10.1007/978-3-662-49744-9_6, © Springer-Verlag Berlin Heidelberg 2016

Für die Kompressionstherapie stehen verschiedene Materialien zur Verfügung. Hierzu gehören unter anderem Kurzzug-, Mittelzug- und Langzugbinden, Zinkleimbinden, Fertigbinden-/Mehrkomponentensysteme, Polstermaterialien (z. B. Watte, Schaumstoff, Pelotten), medizinische Kompressionsstrümpfe (MKS), Ulkus-Strumpfsysteme, adaptive Kompressionsbandagen (▶ Kap. 9) und intermittierende pneumatische Kompressionsverfahren (▶ Kap. 8). Sie kommen je nach Patientenfähigkeiten und -akzeptanz sowie Indikationsstellung zum Einsatz. Bestimmte Materialeigenschaften sind notwendig, um den venösen und lymphatischen Rückfluss zu gewährleisten. Hierfür sollte das verwendete Material einen hohen Arbeitsdruck (▶ Kap. 5) und einen niedrigen Ruhedruck (▶ Kap. 5) gewährleisten. Es gibt eine gute Evidenz, dass höherer Druck die Abheilung eines Ulcus cruris venosum besser fördert als niedriger Druck. Die Kompressionstherapie entfaltet ihre Hauptwirkung erst bei regelmäßiger Aktivierung der Muskelpumpen. Daher ist die Eigenbewegung des Patienten integraler Bestandteil einer effektiven Kompressionstherapie.

Ein gebräuchliches Konzept für die Einteilung von Kompressionsverbänden heißt P-LA-C-E. Hierbei werden die verfügbaren Produkte bewertet nach:

- **P** (pressure): Druck, den der Kompressionsverband auf die Extremität ausübt
- **LA** (layers): Überlappung der Materialien, sowohl einzelner Komponenten als auch mehrerer übereinander
- **C** (components): Art der Materialien, aus denen sich die einzelnen Bestandteile zusammensetzen
- **E** (elasticity): Elastizität, die das Material befähigt, einen hohen Druck bei unbewegter Extremität zu erzeugen

Weitere differenzierte Unterscheidungen innerhalb dieser Aspekte ermöglichen die Vergleichbarkeit der verfügbaren Produkte beispielsweise bei Studien und geben dem Praktiker eine Handhabe für den angepassten Einsatz.

Voraussetzung für das koordinierte Vorgehen bei der Versorgung von Patienten mit venösen oder lymphatischen Erkrankungen ist, dass alle Versorgergruppen die gleiche Sprache sprechen. Eine einheitliche Begriffsbestimmung ermöglicht ein besseres Verständnis für Kompressionsmaterialien, ihre Funktion und deren Verwendung.

■ Dehnbarkeit

Die Eigenschaft des Materials unter Einwirkung von Kraft, insbesondere Zug, länger zu werden, wird als Dehnbarkeit bezeichnet. Unter den Bindenmaterialien gibt es äußerst dehnbare, sogenannte Langzugbinden, und nur wenig dehnbare, sogenannte Kurzzugbinden. Der Punkt, bis zu dem ein Material dehnbar ist, wird als Dehnungssperre bezeichnet. Diese liegt bei Langzugbinden im Durchschnitt bei 140 %, teilweise bei bis zu 200 %. Generell werden Binden, die ein geringeres Dehnungsvermögen von weniger als 100 %, aber mehr als 10 % haben, als Kurzzugbinden bezeichnet. Eine Sonderform stellen Zinkleimbinden dar, deren Dehnungssperre bei unter 10 % liegt.

■ Elastizität

Die Fähigkeit von Materialien, nach einem Dehnungsvorgang, also wenn die Spannung (s. u.) nachlässt, zu seiner ursprünglichen Form zurückzufinden, wird als Elastizität bezeichnet.

■ Komponenten

Der früher gängige Begriff der Mehrlagenkompression gilt inzwischen als überholt. Da sich Bindentouren grundsätzlich überlappen, ist jede Kompressionsbandagierung prinzipiell mehrlagig; Ein-Lagen-Verbände gibt es somit nicht. Zu den Komponenten eines Kompressionsverbandes können Polster-, Fixier- und Kompressionsbinden gehören. Eine Bandagierung mit zwei Kurzzugbinden besteht somit aus einer Komponente. Es ist nachgewiesen, dass eine Kompressionsversorgung aus mehreren Komponenten effektiver für die Abheilung eines Ulcus cruris venosum ist als eine Kompressionsversorgung mit nur einer Komponente.

■ Spannung

Die Spannung bezeichnet die Fähigkeit eines Verbandes, den Anlagedruck aufrechtzuerhalten. Sie hängt ab von den Eigenschaften des Materials, aus denen der Verband besteht, und von den praktischen Fähigkeiten des Anlegers.

◨ Tab. 6.1 Zusammensetzung und Eigenschaften von Kompressionsbinden

Material	Eigenschaften
Baumwolle	Ein natürliches, pflanzliches Produkt aus größtenteils reiner Zellulose. Baumwollprodukte sind kochfest und sterilisierbar. Die Dehnungssperre liegt bei ca. 40 %
Elastan	Besteht im Wesentlichen aus Polyurethan und ist widerstandsfähig gegen Öl und Fette. Ein typisches Produkt ist Lycra®. Elastan nimmt nur sehr wenig Feuchtigkeit auf und ist licht- sowie temperaturbeständig
Elastodien	Wird aus Naturlatex des Kautschukbaumes gefertigt. Elastodien ist sehr dehnbar, allerdings durch Fette und hohe Temperaturen, beispielsweise bei der Sterilisation, leicht zerstörbar
Polyamid	Besteht aus synthetischen Fasern und kommt in Form von Nylon oder Perlon vor. Polyamid ist widerstandsfähig gegen Alterung und resistent gegenüber Mikroorganismen
Viskose	Besteht im Gegensatz zur Baumwolle aus einem Gewirk von Chemiefasern. Viskose hat ebenfalls eine hohe Wasseraufnahmefähigkeit. Die Quellfähigkeit liegt bei bis zu 120 %

■ Stärke

Von der Stärke des Verbandes hängt ab, wie viel Druck er bei einer bestimmten Dehnung ausübt. Sie bemisst sich an der Kraft, die eingesetzt wird, um das Material zu dehnen, aus dem der Verband besteht.

❯ **Eine Kompressionsbandagierung, die mit steifem, unnachgiebigem Material ausgeführt wurde, setzt der Beinmuskulatur ein stabiles Widerlager entgegen. Deren Pumpwirkung wird dadurch intensiviert, und der venöse Rückfluss verbessert sich.**

6.1 Bindentypen und Polstermaterialien

Der phlebologische Kompressionsverband (PKV) wird mit wieder verwendbaren oder lediglich einmalig zu nutzenden Binden angelegt. Die Kompressionsbinden sind in den Breiten 6, 8, 10 und 12 cm sowie in den Längen 5, 6 und 7 m am Markt erhältlich. Die Auswahl orientiert sich an Fußgröße, Unterschenkellänge und -umfang. Im nicht gedehnten Zustand haben Kompressionsbinden eine Materialstärke von 0,56–1,19 mm. Sie bestehen vor allem aus Baumwolle, Elastan, Elastodien, Polyamid und Viskose in unterschiedlicher Zusammensetzung (◨ Tab. 6.1).

Die Fähigkeit von Binden bzw. Materialien aufeinander zu haften, wird als Kohäsion (Haftung) bezeichnet. Die Kombination von kohäsiven und nicht-kohäsiven Materialien, insbesondere bei Mehrkomponentensystemen, erhöht den Tragekomfort und mindert das Risiko von Einschnürungen.

6.1.1 Kurzzugbinden

Kompressionsverbände mit Kurzzugbinden, die jeder Bewegung sofort einen Widerstand entgegensetzen, haben gute Voraussetzungen für die Gewährleistung eines hohen Arbeitsdrucks bei niedrigem Ruhedruck. Kurzzugbinden haben ein geringes Dehnungsvermögen von unter 100 % und werden bei mobilen Patienten eingesetzt, deren Eigenbewegung einen hohen Arbeitsdruck ermöglicht. Kompressionsverbände mit Kurzzugbinden geben schnell nach, können verrutschen und ggf. nach wenigen Stunden ihre Form verlieren, sodass der ursprüngliche Anlagedruck nicht mehr gewährleistet ist. Insbesondere bei Bewegung und/oder Ödemreduktion nimmt der Druck über die ersten 24 Stunden ab. Zu Beginn der Behandlung, in der initialen Entstauungsphase (▶ Kap. 10), ist daher oft eine Neuanlage erforderlich. Die Bandagierung mit Kurzzugbinden ist deshalb zu Therapiebeginn, insbesondere bei zügiger Entstauung, entsprechend mindestens einmal täglich zu erneuern.

Kurzzugbinden sollten aus hygienischen Gründen täglich bei bis zu 95 °C gewaschen werden. Das Material verliert nicht nur durch Verwendung, sondern auch durch Waschen an Festigkeit. Ausgeleierte Binden sind entsprechend zu ersetzen. Bei der Pflege der Binden sind die jeweiligen Herstellerangaben verbindlich (▸ Kap. 13).

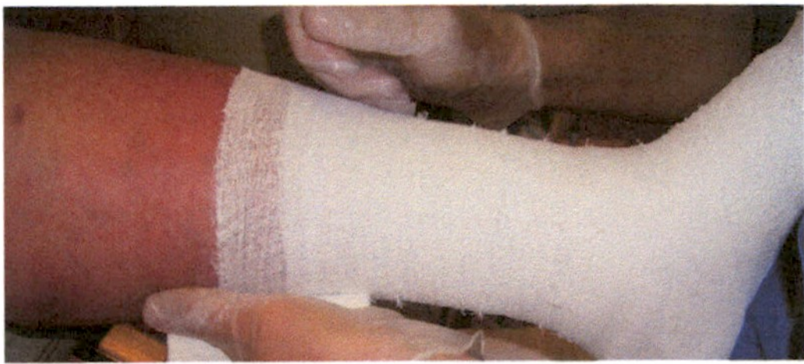

■ **Abb. 6.1** Anlage einer Zinkleimbinde. (Foto: Kerstin Protz)

6.1.2 Langzugbinden

Ihr Dehnungsvermögen liegt generell bei über 100 %, in Einzelfällen bei bis zu 200 %. Langzugbinden bewirken einen niedrigen Arbeits- und einen hohen Ruhedruck. Bei aktiver Bewegung setzen sie der Muskelkontraktion wenig Widerstand entgegen, da sie sich mitdehnen. Kompressionsverbände aus Langzugbinden haben somit wenig rückflussfördernde Wirkung auf das venöse System. Bei Bewegung passen sich Langzugbinden dem Extremitätenumfang an und halten so den Druck über mehrere Tage. Bei Anlage eines kräftigen Kompressionsverbandes birgt die ausschließliche Verwendung von Langzugbinden das Risiko, Druckschäden zu erzeugen.

❶ **Cave**
Bei immobilen Patienten kann es während längerer Ruhephasen zu starken Einschnürungen aufgrund des hohen Ruhedrucks kommen. Zudem erhöht sich das Thromboserisiko.

6.1.3 Zinkleimbinden

Zinkleimbinden werden feucht angelegt und härten dann aus (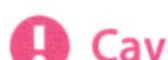 Abb. 6.1). Nach der Aushärtung sind sie nahezu starr und bewirken einen sehr hohen Arbeits- und einen niedrigen Ruhedruck. Zudem schränken sie die Arbeit der Muskelpumpen, insbesondere durch die Unbeweglichkeit im Sprunggelenk, erheblich ein. Zinkleimbinden bewirken aufgrund ihrer geringen Dehnbarkeit zu Beginn eine schnelle Entstauung. Allerdings wird der erfor-

derliche Druck nur so lange erreicht und gehalten, wie sich der Extremitätenumfang nicht ändert. Der Druck nimmt bei Ödemreduktion entsprechend ab. Ausgehärtete Zinkleimbinden können keine zusätzliche Flüssigkeit aufnehmen; somit besteht das Risiko von Hautirritationen. Daher sind zu Beginn, also in der initialen Entstauungsphase (▸ Kap. 10), häufige Wechsel notwendig. Zudem können unangenehme Gerüche auftreten.

❶ **Cave**
Diese Versorgung beschränkt sich meist auf Patienten mit chronisch venöser Insuffizienz (CVI) in der anfänglichen Entstauungsphase und ist heutzutage nur noch selten im Einsatz.

6.1.4 Polstermaterialien

Polstermaterialien, die unterhalb einer Kompressionsbandagierung zum Einsatz kommen, haben zwei Aufgaben. Zum einen schützen sie die Haut, die sie gegenüber der Kompression abpolstern und so vor Schnürfurchen bewahren. Zudem ist der Anlagedruck für den Patienten erträglicher, da er besser verteilt wird. Zum anderen erhöhen Polstermaterialien die Effizienz der Kompressionstherapie. In Form von Pelotten (nierenförmige Schaumstoffpolster bzw. Schaumgummikompressen) gleichen sie Unebenheiten oder prominente Vorsprünge aus und sorgen dafür, dass der Druck sich gleichmäßig verteilt (▸ Kap. 11). Die zusätzliche Verwendung von Schlauchverbänden gewährleistet, neben dem Schutz der Haut, dass das Bindenmaterial nicht so schnell verrutscht. Für den Ausgleich größerer anatomischer Ungleichmäßigkeiten, insbesondere bei Lymphödemen, sind von der Rolle oder von Platten zuschneidbare Schaumstoffpolster erhältlich.

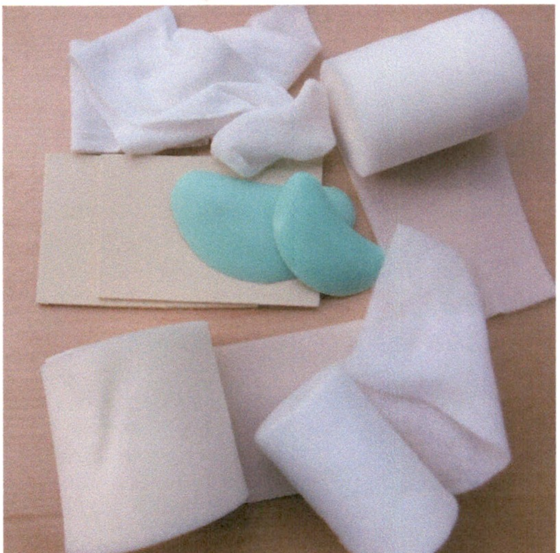

Abb. 6.2 Polstermaterialien. (Foto: Kerstin Protz)

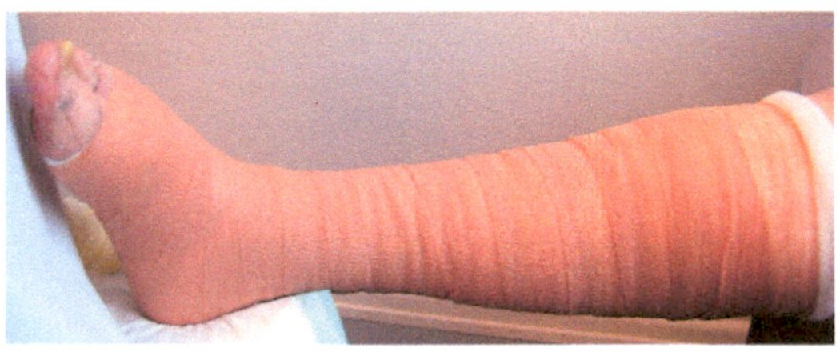

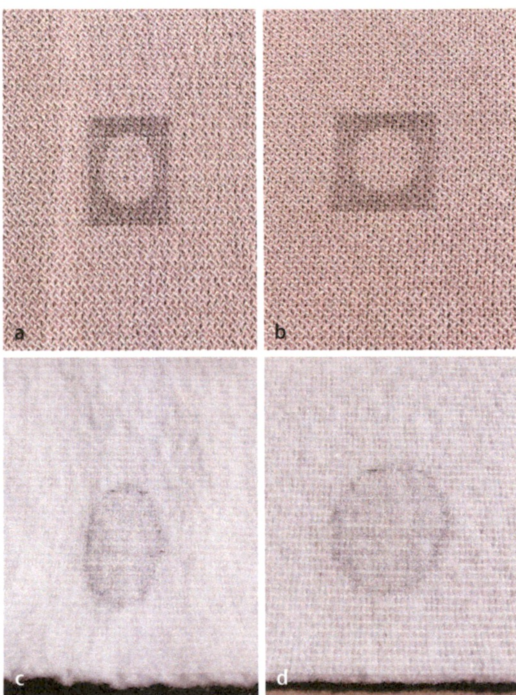

Abb. 6.4a–d a Binde ungedehnt, Rechteck und Oval;
b Binde gedehnt, Quadrat und Kreis; **c** Binde ungedehnt,
Oval; **d** Binde gedehnt, Kreis. (Fotos: Kerstin Protz)

Abb. 6.3 Angelegtes Mehrkomponentensystem. (Foto:
Kerstin Protz)

Beispiele für Polstermaterialien: natürliche oder
synthetische Polsterwatte, wiederverwendbare
Schaumstoffbinden (bis zu 95 °C waschbar), Pelotten in mehreren Größen, zuschneidbare Schaumstoffplatten und -rollen, Baumwoll-Schlauchverbände (**Abb. 6.2**).

6.1.5 Fertigbinden-/ Mehrkomponentensysteme

Hierbei handelt es sich um vorgefertigte Bindensysteme, die sich aus mehreren Komponenten zusammensetzen, die speziell von Herstellerseite aufeinander abgestimmt sind (**Abb. 6.3**).

Dabei werden zum Teil Kurz- und Langzugbinden sowie kohäsive Materialien kombiniert, die einen effektiven Kompressionsdruck gewährleisten

sollen, der für den phlebologischen Kompressionsverband (PKV) erforderlich ist (▶ Abschn. 6.2). Mehrkomponentensysteme bestehen, je nach Produkt, aus zwei, drei oder vier Komponenten, häufig Polster-, Kompressions- und Fixierbinden in verschiedenen Kombinationen (**Tab. 6.2**). Obwohl keine aufwändigen Anlagetechniken für die Applikation einer solchen Bandagierung notwendig sind, sollte der Anwender mit dem Produkt vertraut und im Umgang damit geübt sein. Bei einigen Mehrkomponentensystemen sind sich wiederholende Markierungen auf den Binden aufgedruckt (**Abb. 6.4a–d**). Diese optischen Marker verformen sich, wenn die Binde gedehnt wird.

Der Packungsbeilage ist zu entnehmen, welche Form, z. B. Kreis, Quadrat, die Markierung annehmen soll, wenn die Binde so weit gedehnt ist, dass der anvisierte Anlagedruck von beispielsweise 40 mmHg erreicht sein soll (▶ Abschn. 6.2). Diese Markierungen wiederholen sich über die Länge der gesamten Binde, sodass es möglich ist, diese mit einem relativ konstanten Druck anzulegen. Eine an-

◼ Tab. 6.2 Überblick Mehrkomponentensysteme für die Therapie des Ulcus cruris venosum

Systeme	KADI	Komponenten	Beschreibung
Askina® 2-Layer-System (B. Braun)	> 0,8	2	Binde 1 ist eine weiße Polsterbinde mit kompressivem Effekt, die ca. 40–50 % der Gesamtkompression ausmacht. Binde 2 ist eine braune elastische sowie kohäsive Binde, die die notwendige Gesamtkompression bewirkt. Sie werden in der Reihenfolge 1–2 übereinander angelegt (Technik siehe Packungsbeilage) und verbleiben, je nach Entstauungssituation, bis zu 7 Tage.
3M™ Coban™ 2 Lagen (3M Medica)	> 0,8	2	Binde 1 besteht aus einer kohäsiven Binde, laminiert mit Polyurethanschaum. Binde 2 ist eine selbsthaftende Kompressionsbinde. Sie werden in der Reihenfolge 1–2 übereinander angelegt (Technik siehe Packungsbeilage) und verbleiben, je nach Entstauungssituation, bis zu 7 Tage.
3M™ Coban™ 2 Lagen Lite (3M Medica)	≥ 0,5	2	Binde 1 besteht aus einer kohäsiven Bandage mit einer Komfortlage aus Polyurethanschaum. Binde 2 ist eine selbsthaftende Kompressionsbinde. Sie werden in der Reihenfolge 1–2 übereinander angelegt (Technik siehe Packungsbeilage) und verbleiben, je nach Entstauungssituation, bis zu 7 Tage.
JOBST® Compri2 (BSN medical)	≥ 0,8	2	Binde 1 ist eine Polsterbinde mit leichter Kompression. Binde 2 ist eine Kompressionsbinde mit Druckindikator. Der Druckindikator dient als Orientierungshilfe und soll von einem Oval zu einem Kreis werden. Sie werden in der Reihenfolge 1–2 übereinander angelegt (Technik siehe Packungsbeilage) und verbleiben, je nach Entstauungssituation, bis zu 7 Tage.
JOBST® Compri2 lite (BSN medical)	0,5–0,8	2	Binde 1 ist eine Polsterbinde mit leichter Kompression. Binde 2 ist eine Kompressionsbinde mit Druckindikator. Der Druckindikator dient als Orientierungshilfe und soll von einem Oval zu einem Kreis werden. Sie werden in der Reihenfolge 1–2 übereinander angelegt (Technik siehe Packungsbeilage) und verbleiben, je nach Entstauungssituation, bis zu 7 Tage.
PROFORE® (Smith & Nephew)	> 0,8	4	Binde 1 besteht aus Polsterwatte aus Naturfasern, Binde 2 ist eine Fixierbinde, Binde 3 eine leichte Kompressionsbinde mit mittlerem Zug und Binde 4 eine kohäsive Binde mit kurzem Zug. Sie werden in der Reihenfolge 1–4 übereinander angelegt (Technik siehe Packungsbeilage) und verbleiben, je nach Entstauungssituation, bis zu 7 Tage.

Tab. 6.2 (Fortsetzung)

Systeme	KADI	Komponenten	Beschreibung
PROFORE® Lite (Smith & Nephew)	0,6–0,8	3	Binde 1 besteht aus Polsterwatte aus Naturfasern, Binde 2 ist eine leichte Kompressionsbinde mit kurzem Zug und Binde 4 eine kohäsive Binde mit kurzem Zug. Sie werden in der Reihenfolge 1, 2 und 4 übereinander angelegt (Technik siehe Packungsbeilage) und verbleiben, je nach Entstauungssituation, bis zu 7 Tage am Unterschenkel.
ROGG Duo (ROGG Verbandstoffe)	> 0,8	2	Binde 1 ist eine weiße Polsterbinde mit kompressivem Effekt, die ca. 40–50 % der Gesamtkompression ausmacht. Binde 2 ist eine braune, elastische sowie kohäsive Binde, die die notwendige Gesamtkompression bewirkt. Sie werden in der Reihenfolge 1–2 übereinander angelegt (Technik siehe Packungsbeilage) und verbleiben, je nach Entstauungssituation, bis zu 7 Tage.
Rosidal® TCS (Lohmann & Rauscher)	> 0,8	2	Binde 1 ist eine polsternde Kompressionsbinde aus Polyurethanschaum mit integriertem Hautschutz. Binde 2 ist eine kohäsive, latexfreie Kompressionsbinde. Sie werden in der Reihenfolge 1–2 immer unter vollem Zug angelegt (maximale Dehnung, siehe Packungsbeilage) und verbleiben, je nach Entstauungssituation, bis zu 7 Tage.
UrgoK2 (URGO)	> 0,8	2	Binde 1 ist eine weiße, polsternde Kurzzugbinde. Binde 2 ist eine kohäsive, braune Langzugbinde. Auf beiden Binden befinden sich ovale Druckindikatoren, die bei Anlage eine runde Form annehmen sollen. Sie werden in der Reihenfolge 1–2 übereinander angelegt (Technik siehe Packungsbeilage) und verbleiben, je nach Entstauungssituation, bis zu 7 Tage.
Urgo K2 Lite (URGO)	> 0,6	2	Binde 1 ist eine weiße Binde aus Watte und kompressivem Gewebe. Binde 2 ist eine braune, elastische, kohäsive Binde. Auf beiden Binden befinden sich ovale Druckindikatoren, die bei Anlage eine runde Form annehmen sollen. Sie werden in der Reihenfolge 1–2 übereinander angelegt (Technik siehe Packungsbeilage) und verbleiben, je nach Entstauungssituation, bis zu 7 Tage.
PütterPro 2	> 0,8	2	Binde 1 ist eine weiße Polsterbinde. Binde 2 ist eine braune, beidseitig kohäsiv beschichtete Kompressionsbinde. Beide Binden sind abreißbar und latexfrei. Die Polsterbinde verfügt über eine integrierte Dehnungsregulierung. Die Binden werden in der Reihenfolge 1–2 übereinander angelegt (Technik siehe Packungsbeilage) und verbleiben, je nach Entstauungssituation, bis zu 7 Tage.

Kerstin Protz©, Stand Februar 2016

dere Herstellerempfehlung besagt, dass das Produkt unter maximaler Dehnung anzulegen ist, um den therapierelevanten Anlagedruck von 40 mmHg zu erzielen. Mehrkomponentensysteme verbleiben, je nach Krankheitsbild und Ödemsituation, bis zu 7 Tage am Unterschenkel und sind nicht wiederverwendbar. Aufgrund der abschließenden Fixierung mit einer kohäsiven Binde verrutscht die Bandagierung nicht und hält, je nach Entstauungssituation, den Anlagedruck bis zum nächsten Verbandwechsel. Bei ausgeprägten Ödemen in der initialen Entstauungsphase (▶ Kap. 10) sind entsprechend häufigere, individuell angepasste Verbandwechselintervalle zu wählen. Viele Hersteller bieten Mehrkomponentensysteme auch in einer »lite«-Variante an, die auch für Patienten mit pAVK, aber ohne kritische Ischämie, geeignet sind. Lite-Produkte sind auch mit optischen Markern erhältlich und darauf ausgelegt, lediglich eine leichte Kompression von etwa 20 mmHg zu erzielen.

> **Tipp**
>
> Der Einsatz dieser Systeme erfolgt bis zur Entstauung. Ein häufiger, täglicher Wechsel ist nicht notwendig und kostenintensiv. Im Anschluss können, auch bei noch bestehendem Ulcus cruris venosum, z. B. fertige Ulkus-Strumpfsysteme (s. u.) zum Einsatz kommen.

❯ **Eine Kompressionstherapie mit Mehrkomponentensystemen ist für die Abheilung eines Ulcus cruris venosum (UCV) effektiver als eine Kompression mit nur einer Komponente.**

Obwohl es Mehrkomponentensysteme seit dem Jahr 2000 in Deutschland gibt, sind sie aktuell nur gering verbreitet (▶ Kap. 22).

6.2   Kompressionsdruck

Expertengruppen, Fachgesellschaften und Publikationen empfehlen, den phlebologischen Kompressionsverband (PKV) mit einem starken Druck, also ≥ 40–60 mmHg, anzulegen (siehe unten). Entsprechend einem internationalen Konsens des International Compression Club (ICC) werden folgende

Zuordnungen der Kompressionsdruckwerte bei Kompressionsbandagierungen empfohlen:
- Leicht: < 20 mmHg
- Mittelstark: ≥ 20–40 mmHg
- Stark: ≥ 40–60 mmHg
- Sehr stark: > 60 mmHg

Der Wert des unterhalb der Kompressionsbandagierung bestehenden Druckes kann mit einem elektronischen Druckmessgerät (▶ Kap. 12), angelegt am medialen B1-Bereich, ermittelt werden. Diese Einteilung ähnelt den Kompressionsklassen (KKL) für medizinische Kompressionsstrümpfe (▶ Abschn. 6.3.5). Allerdings sind die Wertspannen unterschiedlich. Beide Einteilungen nutzen jedoch für die Beschreibung der Intensität mit »leicht«, »mittel(stark)«, »stark« und »sehr stark« dieselben Begriffe.

> **Tipp!**
>
> Es kann ratsam sein, bei Patienten, die erstmals eine Kompressionsbandagierung erhalten, nicht gleich den therapierelevanten Druck in vollständiger Höhe anzulegen. Ein niedrigerer Druckwert hilft dem Betroffenen oftmals, sich langsam an die ungewohnte Therapieform zu gewöhnen und seine Akzeptanz dafür zu steigern. In den Folgebandagierungen ist der Druck entsprechend nach und nach zu steigern.

> **Tipp**
>
> Im Anhang (▶ Kap. 23) befindet sich ein tabellarischer Überblick, der die meisten der derzeit am Markt befindlichen Kurzzugbinden, Bindensets, Mehrkomponentensysteme und Polstermaterialien auflistet (ohne Anspruch auf Vollständigkeit).

6.3   Ulkus-Strumpfsysteme und medizinische Kompressionsstrümpfe

Nach erfolgreicher Entstauung des Beines folgt die sogenannte Erhaltungsphase (▶ Kap. 10). Nun ist eine weitere Bandagierung nicht mehr notwendig. Die Kompressionstherapie kann auf eine Bestrumpfung umgestellt werden. Strümpfe haben den Vorteil, dass sie den Anlagedruck halten und die Kompressionstherapie nicht von der Erfahrung und dem manuellen Können der durchführenden Person abhängig ist. Zudem führt eine Bestrumpfung zu einer besseren Adhärenz der Patienten gegenüber der Kompressionstherapie. Die Adhärenz bezeichnet die Übereinstimmung des Verhaltens des Patienten mit den Maßgaben der Therapie und sein Einverständnis damit. Strümpfe verrutschen weniger als Binden und tragen zudem nicht so stark auf. So hat der Patient weniger Einschränkungen bei der Kleider- und Schuhauswahl. Bei noch bestehender Wunde haben sich sogenannte Ulkus-Strumpfsysteme bewährt.

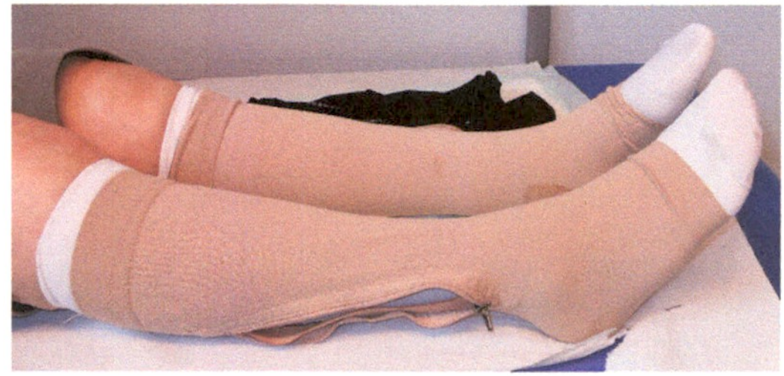

◘ **Abb. 6.5** Angelegtes Ulkus-Strumpfsystem. (Foto: Kerstin Protz)

6.3.1 Ulkus-Strumpfsysteme

Diese Strumpfsysteme sind seit dem Jahr 2000 in Deutschland eingeführt und als Hilfsmittel verordnungs- und erstattungsfähig. Sie setzen sich aus zwei Strümpfen zusammen (◘ Abb. 6.5). Ein Unterziehstrumpf mit geringem Anlagedruck kann auch nachts am Unterschenkel verbleiben. Der Anlagedruck liegt bei den meisten Unterziehstrümpfen bei ca. 20 mmHg, also innerhalb der Kompressions-

klasse (KKL) I (▶ Abschn. 6.3.5). Der Unterziehstrumpf schützt und fixiert den Wundverband und ist aus hygienischen Gründen täglich zu wechseln. Bei einigen dieser Systeme dient er gleichzeitig als Anziehhilfe für den darüber anzulegenden medizinischen Kompressionsstrumpf. Letzterer wird vor dem Aufstehen über den Unterziehstrumpf angelegt und erwirkt tagsüber den erforderlichen Therapiedruck. Der Anlagedruck dieses Strumpfes liegt, bei den meisten Systemen, innerhalb der Kompressionsklasse II, sodass beide Strümpfe übereinander gezogen sich zu der Kompressionsklasse III addieren. Es gibt ein System, das auch in KKL II erhältlich ist (VENOSAN® 8003 Ulcerfit) (◘ Tab. 6.3). Ulkus-

◘ **Tab. 6.3** Überblick der Ulkus-Strumpfsysteme zur Therapie des Ulcus cruris venosum nach Ödemreduktion

Ulkus-Strumpfsysteme	Beschreibung
Jobst UlcerCare (BSN-JOBST) 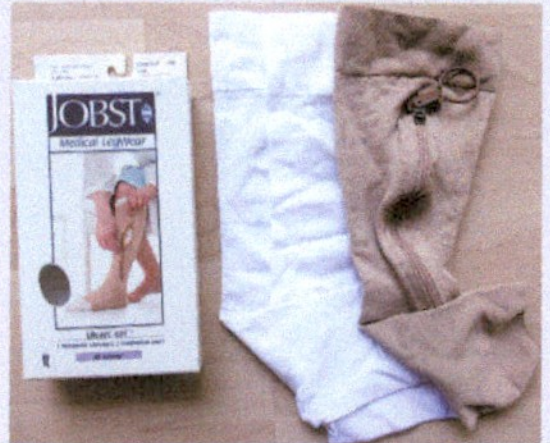	Ein weißer Kompressionsunterziehstrumpf zur Fixierung der Wundauflage und ein medizinischer Kompressionsstrumpf (hautfarben oder schwarz) wahlweise mit/ohne Reißverschluss erwirken zusammen am Knöchel einen Druck von 40 mmHg (KKL III). Der Unterziehstrumpf dient zudem als Anziehhilfe für den medizinischen Kompressionsstrumpf. Dieses System ist auch in individueller Maßanfertigung erhältlich
mediven ulcer kit (medi) 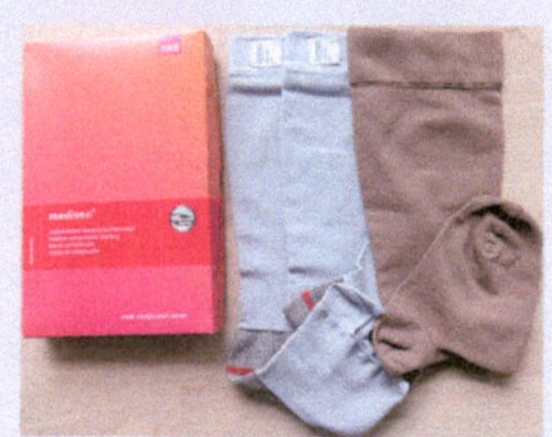	Ein grauer Unterziehstrumpf mit elementarem Silber (mediven ulcer) zur Fixierung der Wundauflage und ein medizinischer Kompressionsstrumpf (hautfarben) (mediven ulcer plus) erwirken zusammen einen Druck am Knöchel von 40 mmHg (KKL III). Die Silberbeschichtung soll eine Geruchsbildung verhindern und die Keimbelastung im Strumpf reduzieren

Tab. 6.3 (Fortsetzung)

Ulkus-Strumpfsysteme	Beschreibung
Sigvaris ULCER X (SIGVARIS) 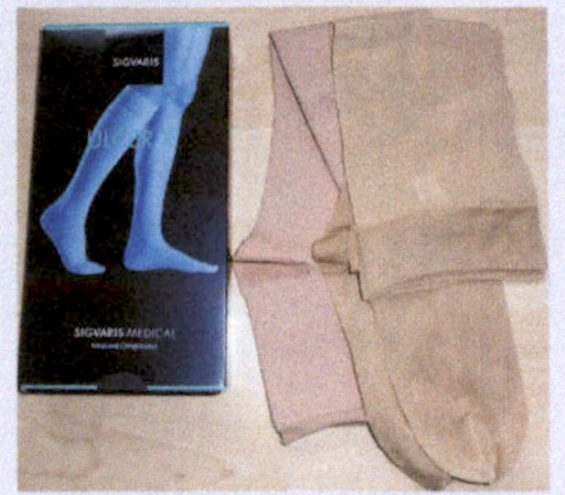	Ein dünner Unterziehstrumpf (hautfarben) zur Fixierung der Wundauflage und ein medizinischer Kompressionsstrumpf (hautfarben) – SIGVARIS TRADITIONAL – erwirken zusammen am Knöchel einen Druck von 40 mmHg (KKL III). Der Unterziehstrumpf ist besonders gleitfähig im Fuß-/Fersenbereich und soll dadurch das An-/Ausziehen erleichtern
Venosan 8000 ULCERFIT (SALZMANN) 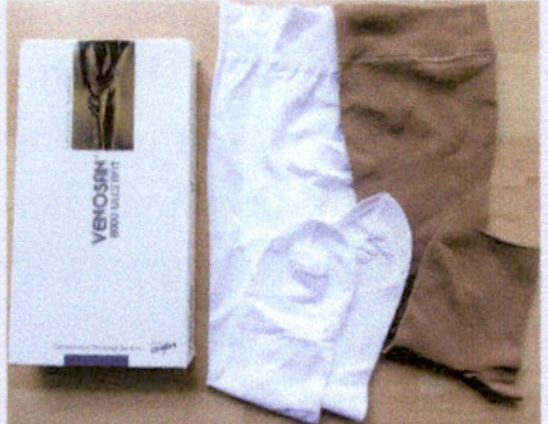	Ein dünner, weißer Unterziehstrumpf zur Fixierung der Wundauflage und ein medizinischer Kompressionsstrumpf (hautfarben) erwirken zusammen am Knöchel einen Druck von 40 mmHg (KKL III). Dieses Set ist auch in KKL II erhältlich
VenoTrain ulcertec (Bauerfeind) 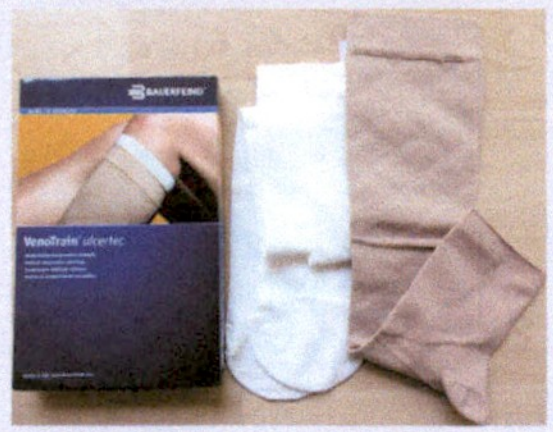	Ein weißer Unterziehstrumpf mit niedrigem Druck zur Fixierung der Wundauflage und ein medizinischer Kompressionsstrumpf mit Rhomboid-Gestrick (sich kreuzende Spiralbänder) erwirken zusammen am Knöchel einen Druck von 40 mmHg (KKL III)
Juzo Ulcer Pro (Juzo) 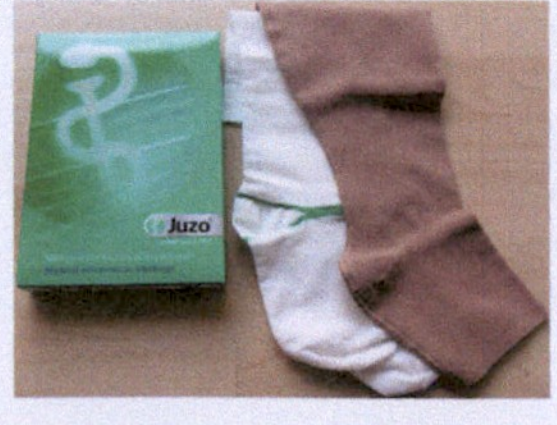	Ein weißer Unterziehstrumpf in KKL I (Juzo Ulcer Liner) in Rundstrickqualität zur Fixierung der Wundauflage und ein Kompressionsstrumpf in Flachstrickqualität in KKL II (Juzo Ulcer Expert) erwirken zusammen am Knöchel einen Druck von 40 mmHg (KKL III). Dieses System ist auch in individueller Maßanfertigung erhältlich

Kerstin Protz©, Stand Februar 2016

Strumpfsysteme werden von verschiedenen Herstellern in unterschiedlichen Varianten und Standardgrößen angeboten (◘ Tab. 6.3). Für die Größenbestimmung sind vorab jeweils Knöchel- und Wadenumfang zu vermessen. Die Produktpalette beinhaltet solche Systeme in Standardgrößen, meist von S bis XXXL, und neben Standardlängen auch jeweils kurze und lange Modelle. Zwei Hersteller bieten ihre Produkte als individuelle Maßanfertigung an (siehe Jobst UlcerCare und Juzo Ulcer Pro).

> **Tipp**
>
> Viele Patienten sind nach einer kurzen Schulung in der Lage, diese Systeme selber an- und auszuziehen. Bei Patienten, die Wert auf ihre Selbstständigkeit und Unabhängigkeit legen, ist die Akzeptanz gegenüber solchen Ulkus-Strumpfsystemen meist höher als gegenüber Bandagierungen.

> Ulkus-Strumpfsysteme haben sich in der Behandlung der Patienten mit Ulcus cruris venosum als vergleichbar effektiv wie Mehrkomponentensysteme erwiesen. Allerdings sind Ulkus-Strumpfsysteme einfacher und weniger fehleranfällig anzulegen. Zudem konnte nachgewiesen werden, dass ihre Verwendung die Kosten der Versorgung senkt. Daher sollte der Einsatz von Ulkus-Strumpfsystemen nach initialer Entstauungsphase erwogen werden.

6.3.2 Medizinische Kompressionsstrümpfe

Medizinische Kompressionsstrümpfe (MKS) sind für die Langzeit- und Dauerbehandlung von Patienten mit Venenerkrankungen indiziert. Eine Bestrumpfung erhält und verbessert das bisherige Therapieergebnis und beugt Rezidiven vor. Im Gegensatz zu den Ulkus-Strumpfsystemen erfolgt der Einsatz von MKS meist erst nach Abheilung des Ulcus cruris venosum. Sie sind für die Rezidivprophylaxe ein Leben lang zu tragen (▶ Kap. 19). MKS werden über Nacht meist abgelegt und morgens vor dem Aufstehen angezogen. Da das Anziehen von MKS auf frisch gepflegter Haut nur schwer möglich ist, sollte der Patient die Körperpflege der Beine abends durchführen.

Der Kompressionsdruck des Strumpfes muss sich am Krankheitsbild ausrichten und am Bein angepasst sein, d. h., er darf nicht überall denselben Wert haben. Der höchste Druck sollte im Knöchelbereich liegen und in Herzrichtung abnehmen, um so den venösen Abfluss bei Betätigung der Beinmuskelpumpen zu unterstützen. Eine Bestrumpfung ist in unterschiedlichen Ausführungen wie Knie-, Halbschenkel-, Schenkelstrümpfe oder Strumpfhosen erhältlich (◘ Abb. 6.6a–d). Zudem gibt es jeden Strumpf in drei unterschiedlichen Längen, für die Versorgung kurzer, durchschnittlicher und langer Beine. Zum Teil sind die Strümpfe auch an anatomische Gegebenheiten anzupassen, z. B. durch eingenähte Pelotten.

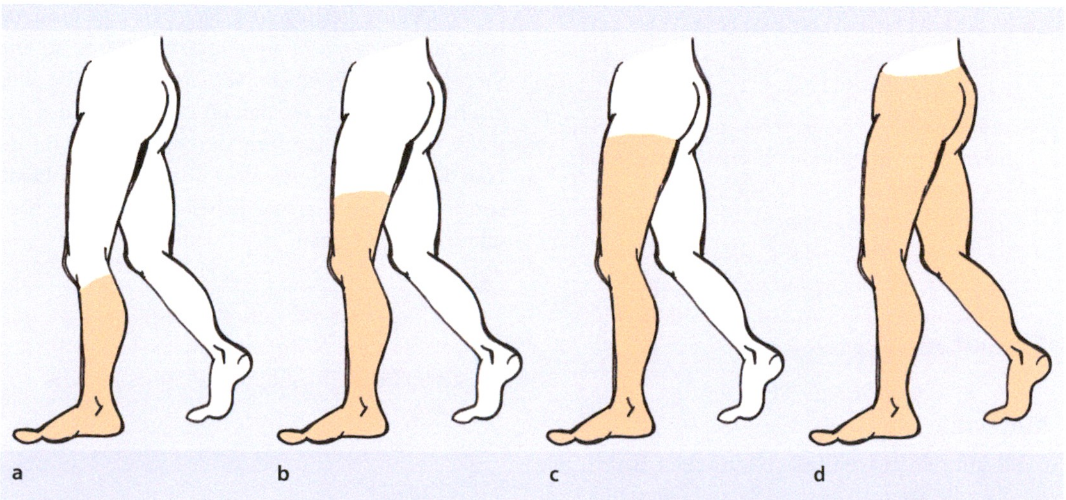

◘ **Abb. 6.6a–d** **a** Kniestrumpf AD; **b** Halbschenkelstrumpf AF; **c** Schenkelstrumpf AG; **d** Strumpfhose AT. (Zeichnungen: Jan H. Timm, Hamburg)

> **Tipp**
>
> Meist ist eine Unterschenkelkompression völlig ausreichend. Bestrumpfungen oberhalb des Knies sind beispielsweise bei Ödemen im Kniebereich, tiefer Beinvenenthrombose bis in den Oberschenkel, Varikophlebitis im Oberschenkelbereich, nach Varizen-OP oder bei lymphatischen Erkrankungen (hier oft als Strumpfhosen) erforderlich.

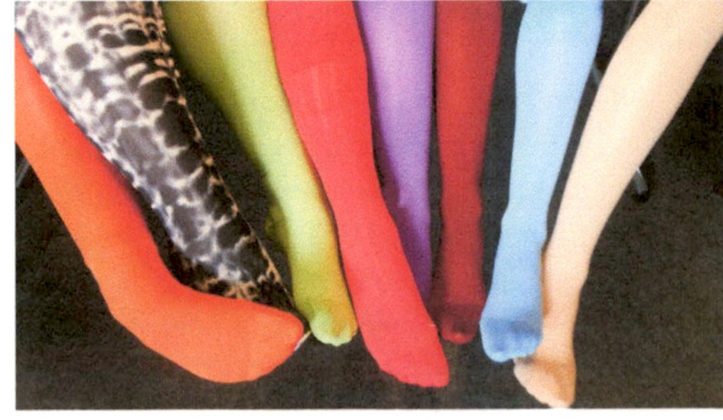

Abb. 6.7 Farbige Strümpfe, Musterungen, Strassbesatz. (Foto: Kerstin Protz)

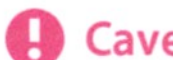

> **So lange wie nötig, so kurz wie möglich!**

MKS werden je nach Indikation in verschiedenen Kompressionsklassen (▸ Abschn. 6.3.5) als konfektioniertes Fertigprodukt angepasst oder nach Maß als Strumpf/Strumpfhose gefertigt. Hierfür wird die Vermessung morgens vorgenommen, wenn das Bein entstaut ist (▸ Abschn. 6.3.3).

Gegenüber den auftragenden und häufig rutschenden Bandagierungen erleben Patienten, die mit MKS versorgt werden, weniger Einschränkungen in ihrer Lebensqualität. Der therapierelevante Druck besteht konsequent und auch die Schuhe passen besser. Zudem sind MKS in einer Vielzahl an Modefarben und speziellen Designs, z. B. Musterungen, Batikfärbungen oder Strassbesatz, erhältlich (◼ Abb. 6.7). Bei diesen speziellen Verordnungen ist mit zusätzlicher Zuzahlung zu rechnen.

> **❗ Cave**
>
> **Sobald die Wunde abgeheilt ist, entwickeln Patienten oft die Vorstellung, dass die Kompressionstherapie nicht mehr notwendig sei. Allerdings können die Venenklappen, wenn der Strumpf nicht mehr getragen wird, erneut nicht mehr ausreichend schließen, da die Gefäße sich wieder ausdehnen. Somit versackt das Blut in den unteren Beinabschnitten, und es kann zu der Ausbildung von Rezidiven kommen.**

Material

MKS können sowohl aus natürlichen Fasern wie Baumwolle als auch aus chemisch hergestellten Fasern wie Mikrofasern, Polyamiden und Polyester bestehen. Sogenannte Elastoiden (Naturkautschuk) oder künstlich hergestelltes Elastan (gesponnenes Polyurethan) gewährleisten ihre Elastizität. Diese Fasern dienen als elastischer Kern oder Einlegfäden, die mit den oben genannten natürlichen oder chemischen Fasern umwunden werden.

Neuere Entwicklungen widmen sich dem Tragekomfort und somit der Steigerung der Adhärenz. Eine weitere Entwicklung sind Keramikkapseln, die in das Strumpfgewirk eingewoben sind und pflegende Stoffe abgeben sollen. Bei manchen MKS sind die Fasern bereits mit Pflegestoffen angereichert. Diese sind allerdings nach einigen Wäschen neu zu applizieren. Es sind auch Strümpfe erhältlich, deren Fäden mit Silber ummantelt sind. So soll eine Besiedlung der Haut mit Bakterien reduziert werden.

MKS sind bei regelmäßiger, zweckgebundener Nutzung etwa 6 Monate einsetzbar, bevor sie ihre therapeutische Funktion verlieren. Mögliche allergische Reaktionen werden oft nicht durch das Material ausgelöst, sondern durch Inhaltsstoffe der Haftränder oder Bestandteile der Färbung. Insbesondere dunkle Farben haben ein höheres Kontaktallergiepotenzial.

> **❗ Cave**
>
> **Für Patienten mit einer CVI besteht bei der Verwendung farbiger Strümpfe ein erhöhtes Risiko für die Ausbildung allergischer Kontaktekzeme.**

Strickung

MKS werden sowohl im Rundstrick- wie auch Flachstrickverfahren hergestellt (◼ Abb. 6.8a,b).

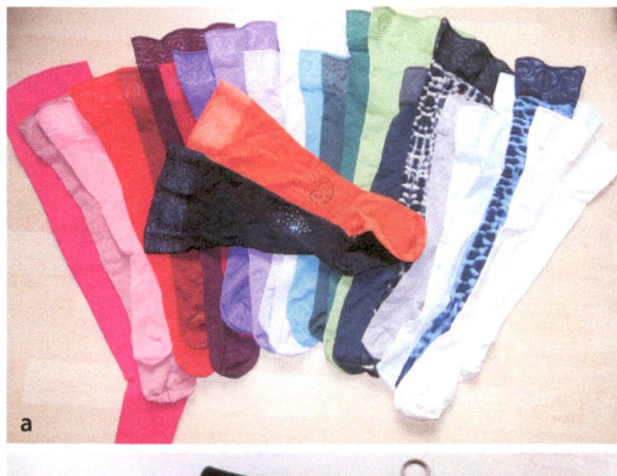

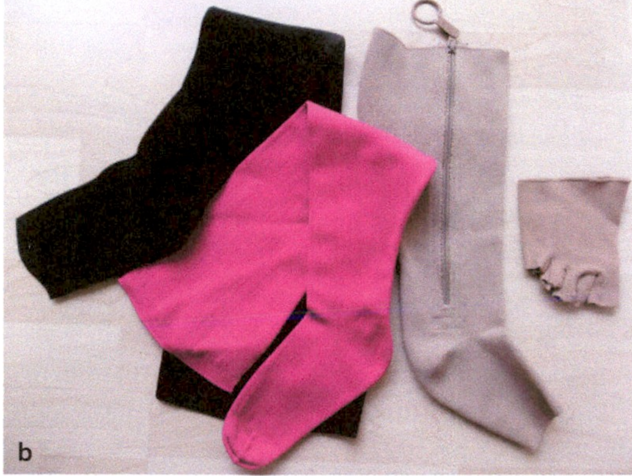

☐ Abb. 6.8a,b **a** Strümpfe im Rundstrickverfahren; **b** Strümpfe und Teilelemente im Flachstrickverfahren. (Fotos: Kerstin Protz)

Rundgestrickte Strümpfe sind nahtlos, aus dünnem, hochelastischem Material und in diversen Farben und Mustern erhältlich. Im Strickzylinder des Rundstrickverfahrens arbeitet eine feste Anzahl an Nadeln, die pro Reihe immer dieselbe Maschenanzahl produziert. Es können also weder zusätzliche Maschen aufgenommen noch Maschen wieder abgenommen werden. Eine Anpassung an die Beinform erfolgt lediglich durch feste oder lockere Strickung, also durch eine Änderung der Maschengröße oder der Fadenspannung. Bei außergewöhnlichen Beinumfängen sind dieser Methode daher oft Grenzen gesetzt.

Für solche Patienten, insbesondere bei lymphatischen Erkrankungen, kommen daher flachgestrickte Strümpfe zum Einsatz. Das Flachstrickverfahren ermöglicht durch eine variable Anzahl von Nadeln, Maschen auf- oder abzunehmen. Bei diesem Verfahren ist somit eine Anpassung des Strumpfes an die individuellen Beingegebenheiten einfacher möglich. Durch das Zusammennähen entsteht eine Naht, die an der Strumpfrückseite sitzt. Das Material ist deutlich gröber, fester, dicker, weniger elastisch und deutlich teurer als bei Rundstrickung.

> Bei den meisten venösen Erkrankungen reicht die Versorgung mit rundgestrickten Kompressionsstrümpfen aus. Flachgestrickte Kompressionsmaterialien kommen zum Einsatz, wenn die Notwendigkeit von besonders hohen Arbeitsdrücken besteht, beispielsweise bei Lymphödemen. Spezielle Beinformen erfordern ebenfalls individuell angefertigte Flachstrickversorgungen. Bei gestauten Zehen ist der Einsatz von Vorfußkappen, inkl. der Zehen, zu bedenken.

> **Tipp**
>
> Ein neueres Flachstrickverfahren mit sogenannter 3D-Stricktechnologie ermöglicht die Fertigung von Flachstrickprodukten ohne Nähte.

6.3.3 Vermessung von MKS

Die Standardmethode zur Vermessung des Beines für die Versorgung mit MKS wird mit einem Maßband durchgeführt. Zusätzlich gibt es standardisierte Messhilfen mit skalierten Werten. Die Umfangmessung der jeweiligen Beinregion erfolgt an definierten Messpunkten (☐ Abb. 6.9).

Hierbei kommt dem Messpunkt »B«, dem Knöchelumfang, eine besondere Bedeutung zu, da hier der Basisdruck erwirkt wird. Die Messtoleranz liegt bei einem halben Zentimeter, da nicht genauer gestrickt werden kann. Seit über einem Jahrzehnt ermöglichen auch elektronische Messgeräte die Erfassung von Form und Umfang des Beines in seiner Gänze (☐ Abb. 6.10a,b). Bei dem Bodytronic 600 (Bauerfeind) erfolgt die Messung per sogenannter Streifenprojektion.

Die Daten, die diese Messung erzeugt, sind detaillierter, als es für die Strickmaschine notwendig ist.

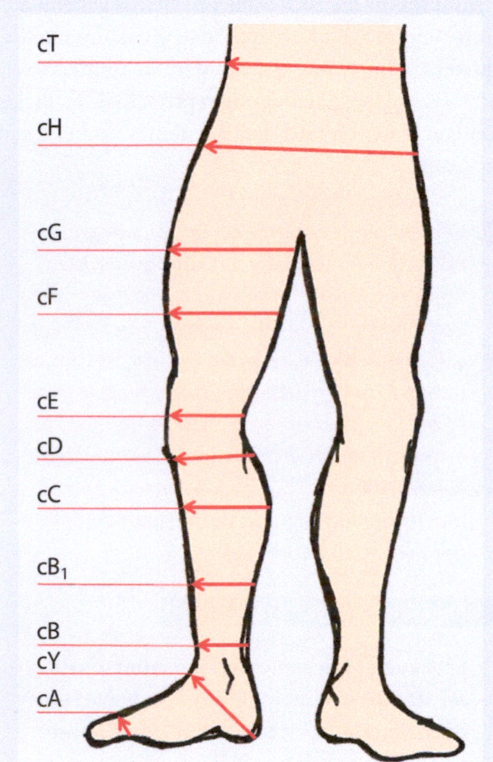

Abb. 6.9 Die Grafik zeigt die einzelnen Messpunkte am Bein für die Anpassung einer Strumpfversorgung. (Zeichnung: Jan H. Timm, Hamburg)

> **Tipp**
>
> Herstellereigene Messpunktetabellen geben jeweils Minimal- und Maximalwerte an. Nur wenn jeder einzelne Wert innerhalb dieser Toleranzspanne liegt, kommt ein Serienstrumpf (»Strumpf von der Stange«) für die Kompressionsversorgung infrage. Andernfalls ist eine individuelle Maßanfertigung erforderlich.

6.3.4 RAL-Gütezeichen

Das Deutsche Institut für Gütesicherung und Kennzeichnung e. V. vergibt das RAL-Gütezeichen an MKS, die individuell festgelegten Anforderungen entsprechen. MKS müssen seit 2008 die Anforderungen der RAL-Gütesicherung erfüllen. Produkte, die das RAL-Gütezeichen für MKS erhalten, werden im deutschen Hilfsmittelverzeichnis in die Produktgruppe 17 aufgenommen. Dieses Verzeichnis wurde im Jahr 1992 in Zusammenarbeit der Spitzenverbände der gesetzlichen Krankenkassen erstellt und enthält alle verordnungsfähigen Hilfsmittel. Die Bedingungen werden in Zusammenarbeit mit der Ärzteschaft ausgearbeitet und regelmäßig an aktuelle wissenschaftliche Erkenntnisse angepasst. Die derzeit gültige Fassung der Gütesiche-

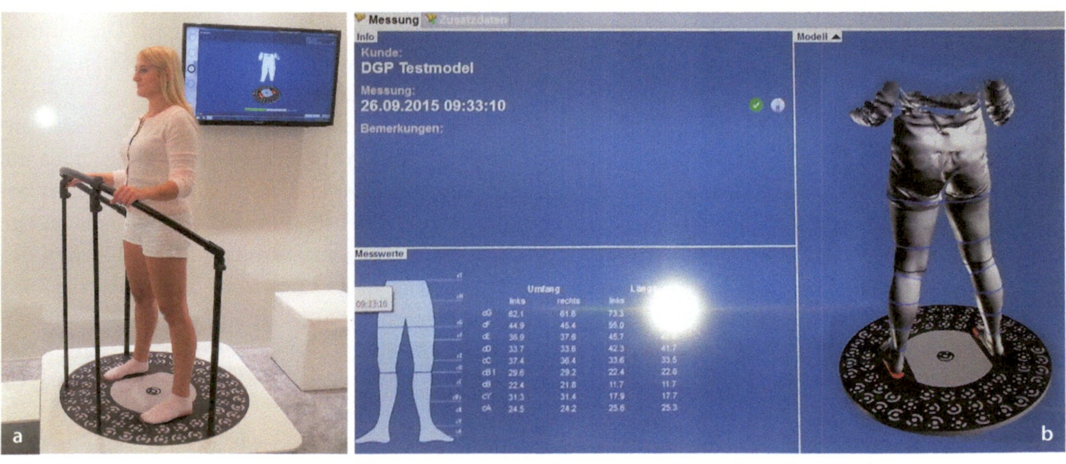

Abb. 6.10a,b **a** Elektronische Beinvermessung mit Bodytronic 600; **b** Ergebnisanzeige des Bodytronic 600. (Fotos: Kerstin Protz)

Tab. 6.4 Kompressionsklassen. (Quelle: Gütesicherung RAL-GZ 387/1, Januar 2008)

KKL	Druck in mmHg	Druck in kPa*	Intensität
I	18–21	2,4–2,8	Leicht
II	23–32	3,1–4,3	Mittel
III	34–46	4,5–6,1	Kräftig
IV	49 und größer	6,5 und größer	Sehr kräftig

*1 kPa = 7,5 mmHg; 1 mmHg = 0,133 kPa

rung RAL-GZ 387/1 (Medizinische Kompressionsstrümpfe) stammt von Januar 2008.

6.3.5 Kompressionsklassen

Die Kompressionsklassen (KKL) werden nach der Stärke des Drucks eingeteilt, die der MKS in der Ruhephase auf die Extremität ausübt. **Tab. 6.4** zeigt, welche Andrücke im Fesselbereich gefordert sind. Die Einteilung in die KKL I bis IV ist nur für Kompressionsstrümpfe gültig, nicht aber für -binden (▶ Abschn. 6.2).

Kompressionsstrümpfe unterscheiden sich nicht nur durch die Kompressionsklasse, sondern auch durch ihr Material und dessen Elastizität. Welches Material und welche Kompressionsklasse verordnet werden, hängt zum einen von der Diagnose, zum anderen von der Akzeptanz durch den Patienten ab. Deshalb werden aktuell keine verbindlichen Empfehlungen für die Verordnung bestimmter Kompressionsklassen gegeben. Die nachfolgenden Angaben können aber bei der Orientierung helfen.

- **KKL I**
- Schwere müde Beine mit Schwellneigung
- Geringgradige Varikose ohne Beinödeme
- Geringgradige Varikose während der Schwangerschaft
- Thromboseprophylaxe
- Ödeme bei kompensierter Herzinsuffizienz
- Ödeme bei kompensierter pAVK

> **Tipp!**
>
> MKS der KKL I sind bei klarer Diagnosestellung verordnungs- und erstattungsfähig; das An- und Ausziehen dieser Strümpfe allerdings im Regelfall nicht. Hierfür sind auf dem Rezept entsprechende Anmerkungen und Diagnosen des Arztes notwendig (▶ Kap. 18).

- **KKL II**
- Varikose mit Ödemneigung
- Nach Varizenbehandlung (operative Verfahren, Sklerosierung, Laser, Radiofrequenz)
- Nach tiefer Beinvenenthrombose
- Postthrombotisches Syndrom
- Nach Abheilung venöser Ulzera für die Rezidivprophylaxe
- Ausgeprägte Varikose während der Schwangerschaft
- Lipödem

> **Tipp**
>
> MKS der KKL II sollten vor dem morgendlichen Aufstehen an- und abends im Bett ausgezogen werden.

- **KKL III**
- Florides Ulcus cruris venosum
- Reversibles Lymphödem
- Lipolymphödem
- Angiodysplasie

- **KKL IV**
- Irreversibles Lymphödem

> **Tipp**
>
> Der Kompressionsdruck erhöht sich durch das Übereinanderziehen mehrerer Strümpfe. So ist es möglich, eine KKL IV auch durch das Übereinanderziehen zweier Strümpfe der KKL II zu erzielen. Dies kann Patienten helfen, die körperlich nicht mehr dazu fähig sind, einen MKS von hoher KKL anzuziehen. Eine weitere Alternative ist das Anziehen einzelner Elemente übereinander, z. B. Vorfußkappe, Kniestrümpfe, Capri- bzw. Radlerhose (ggf. mit Schlitz, Reißverschluss).

❶ Cave
Studien belegen, dass etwa die Hälfte der verordneten Kompressionsstrümpfe nicht getragen wird. Deshalb ist durch Aufklärung, Schulung und Gespräche die Akzeptanz der Patienten gegenüber dieser Therapiemaßnahme zu verbessern (▶ Kap. 22).

An- und Ausziehhilfen

Kerstin Protz

K. Protz et al., *Kompressionstherapie*,
DOI 10.1007/978-3-662-49744-9_7, © Springer-Verlag Berlin Heidelberg 2016

Kranke, adipöse und insbesondere ältere Menschen sind in ihrer Beweglichkeit und in ihrer Motivation, sich zu bewegen, oftmals eingeschränkt. Dies kann zusätzlich durch Begleiterkrankungen, wie Rheuma und Gelenkversteifungen, aber auch Fettsucht (Adipositas), verstärkt werden. Das An- und Ausziehen der Kompressionsstrümpfe bedeutet für viele Patienten daher im Alltag eine große Herausforderung. An- und Ausziehhilfen erleichtern den Umgang mit den medizinischen Kompressionsstrümpfen (MKS) sowie den Ulkus-Strumpfsystemen. Es gibt eine Vielzahl an Modellen, von denen die meisten eine Hilfsmittelzulassung haben. Sie sind in der Produktgruppe 02 des Hilfsmittelverzeichnisses aufgeführt. An- und Ausziehhilfen sind somit bei entsprechender Indikation verordnungs- und erstattungsfähig.

> Bei der Verordnung von An- und Ausziehhilfen sind auf dem Rezept die Diagnose nach ICD-10-Code, die Anzahl, die Hilfsmittelbezeichnung und die jeweilige Hilfsmittelnummer des verordneten Produktes anzugeben. Zudem ist das Feld Nummer »7« für Hilfsmittel entsprechend zu kennzeichnen.

Tipp

Der zusätzliche Einsatz von genoppten Gummi- bzw. Haushaltshandschuhen ist eine gute Unterstützung, um die Griffigkeit zu erhöhen und das Risiko von Materialschäden, z. B. durch die Fingernägel, zu mindern (◘ Abb. 7.1). Solche Handschuhe werden von den Strumpfherstellern angeboten, sind aber auch in Drogerie- und Supermärkten erhältlich. Zur Schonung der Haut sind Handschuhe mit Baumwollfütterung zu bevorzugen. Die Kosten dafür werden allerdings nicht von den Krankenkassen übernommen, sondern sind vom Patienten zu tragen. Einige Sanitätshäuser geben solche Handschuhe bei dem Erwerb von MKS kostenlos mit.

Verordnungsrelevante Indikationen für An- und Ausziehhilfen

- Gelenkversteifung (Arthrose)/Rheuma (rheumatoide Arthritis)
- Fettsucht (Adipositas per magna)
- Altersbedingte Kraftminderung
- Degenerative Erkrankungen der Hände/ im Handbereich
- Folge von Verletzungen/Amputationen, Lähmungen
- Weitgehende Wirbelsäulen-/Hüft-/Knieversteifungen.

▪ Kleine Gleitsocken

Kleine Gleitsocken sind nur bei offenen MKS anwendbar und bei diesen häufig bereits im Paket enthalten. Sie erleichtern lediglich das Anlegen des Strumpfes am Fuß und sind keine echten Anziehhilfen, sondern nur Gleithilfen (◘ Abb. 7.2).

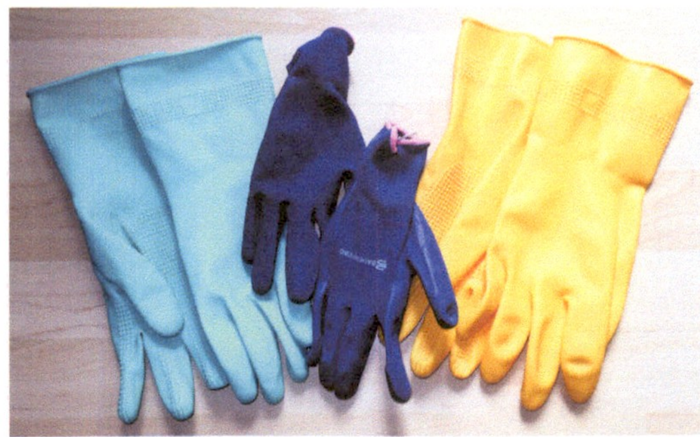

■ **Abb. 7.1** Verschiedene Handschuhe. (Foto: Kerstin Protz)

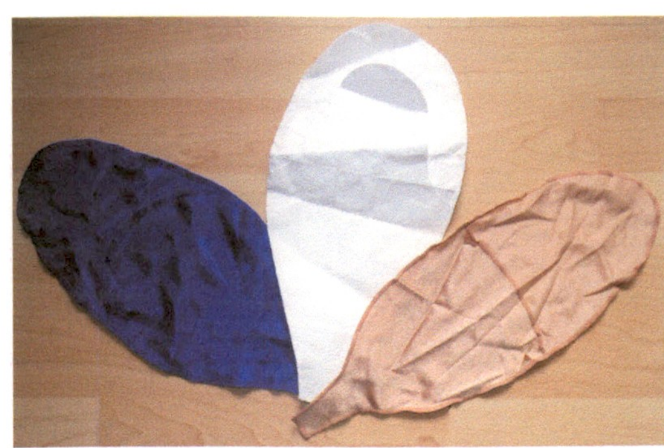

■ **Abb. 7.2** Gleitsocken. (Foto: Kerstin Protz)

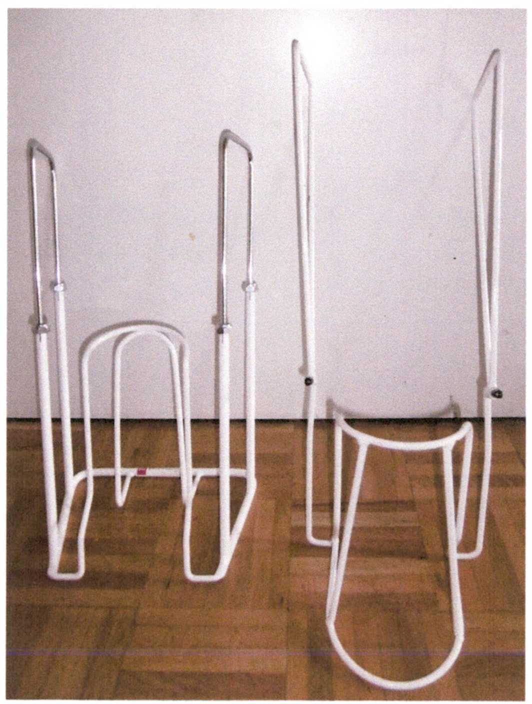

Abb. 7.3 Beispiele für Gestelle. (Foto: Kerstin Protz)

7.1 Versorgungsmöglichkeiten

An- und Ausziehhilfen werden unterschieden in Modelle, die für das Anlegen von Strümpfen mit offener und/oder geschlossener Spitze geeignet sind, nur das Anziehen ermöglichen oder das An- und Ausziehen erleichtern. Generell gibt es zwei große unterschiedliche Gruppen, die Gestelle (◻ Abb. 7.3) und die Gleiter (◻ Abb. 7.4) bzw. Kombinationen aus beiden (◻ Abb. 7.5a–c). Eine individuelle Beratung des Betroffenen ermittelt vorab, welches Produkt am besten für seine Kompressionsversorgung, seine Bedürfnisse und seine körperlichen Fähigkeiten geeignet ist.

<table>
<tr><td>Tipp</td></tr>
<tr><td>Bei vielen Sanitätshäusern kann der Patient vorab das für ihn geeignete Modell ausprobieren.</td></tr>
</table>

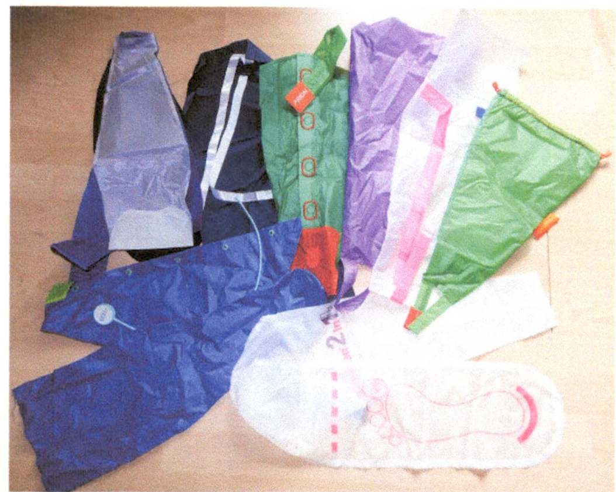

Abb. 7.4 Übersicht Gleiter. (Foto: Kerstin Protz)

7.1.1 Gestelle

Die Gestelle sind in sitzender wie auch stehender Position nutzbar und insbesondere für Patienten mit Bewegungseinschränkungen geeignet, die häufig nicht mehr an ihren Vorfuß heranreichen. Zudem gibt es besonders breite Modelle für Patienten mit Übergewicht. Gestelle sind grundsätzlich für offene und geschlossene MKS geeignet und relativ einfach zu reinigen. Einige Produkte haben unterschiedlich lange oder verstellbare Greifarme bzw. Bügel zum Hochziehen der Kompressionsstrümpfe. An- und Ausziehhilfen als Gestelle sind allerdings relativ groß, sperrig und schwer (◻ Tab. 7.1).

<table>
<tr><td>Tipp</td></tr>
<tr><td>Die meisten Gestelle sind einfach per Wischdesinfektion zu reinigen. Betreffend der Reinigung sind die Angaben der Packungsbeilage zu entnehmen.</td></tr>
</table>

7.1.2 Gleiter

Die Gleiter (◻ Abb. 7.6) bestehen aus sehr gleitfähiger künstlicher Faser, z. B. Ballonseide.

Es gibt Modelle für MKS mit offener und/oder geschlossener Spitze. Sie erleichtern, je nach Produkt, sowohl das An- wie auch das Ausziehen der Strümpfe. Zudem stellen Gleiter sicher, dass Wund-

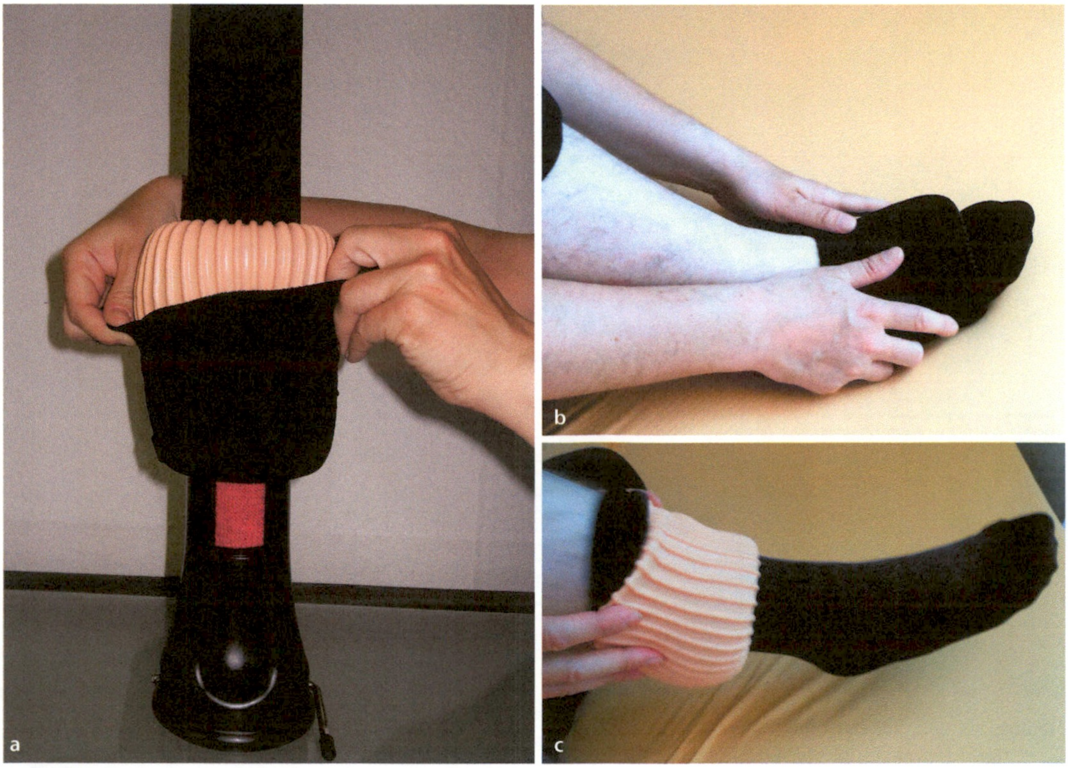

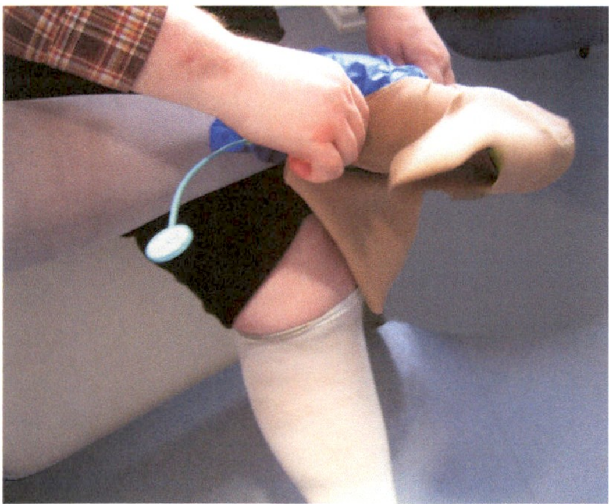

● **Abb. 7.5a–c a** Kombination aus Gestell und Gleiter – Doff N' Donner; **b** Strumpf mit Doff N' Donner anziehen; **c** Strumpf mit Doff N' Donner anziehen. (Fotos: Kerstin Protz)

auflagen nicht verrutschen, wenn der Kompressionsstrumpf darüber gezogen wird. An- und Ausziehhilfen als Gleiter sind im Gegensatz zu den Gestellen relativ klein, sehr leicht, faltbar und passen in jede Handtasche. Für ihre Anwendung benötigt der Patient allerdings noch ausreichend Beweglichkeit, um an seinen Vorfuß heranzukommen (● Tab. 7.1).

● **Abb. 7.6** Patient bei Nutzung einer Gleiteranziehhilfe. (Foto: Kerstin Protz)

> **Tipp**
>
> Die meisten Gleiter sind wischdesinfizierbar oder bei 30 °C waschbar. Betreffend der Reinigung sind die Angaben der Packungsbeilage zu entnehmen.

◘ Tab. 7.1 Überblick An- und Ausziehhilfen

Gestelle	Kurzinformation
Compressana MASTER (Compressana)	An- und Ausziehhilfe
Compressana MASTER XL (Compressana)	An- und Ausziehhilfe für Fesselumfang > 26 cm
Draco Anziehhilfe normal und weit (Dr. Ausbüttel)	Anziehhilfe
Easy On Easy Off (Gutsmiedl Produkte)	An- und Ausziehhilfe mit rutschfester Standfläche
Juzo Easy Fit (Juzo)	An- und Ausziehhilfe mit langem und gebogenem Griff
medi Butler (medi)	Anziehhilfe
medi Reha Butler (medi)	Anziehhilfe mit einem speziellen Klappmechanismus, sodass der Fuß beim Anziehen weniger gestreckt werden muss
medi Big Butler (medi)	Anziehhilfe mit größerem Durchmesser für größere Umfangsmaße
medi Lang-Griff Butler (medi)	Anziehhilfe mit langem Griff für mehr Stabilität
medi Kurz-Griff Butler (medi)	Anziehhilfe zum Anlegen von Armstrümpfen oder zum einfachen Anlegen von Kompressionsstrümpfen durch eine Hilfsperson
medi Vario-Griff Butler (medi)	Anziehhilfe bei erheblichen Bewegungseinschränkungen, die Grifflänge ist verstellbar
medi Hosen Butler (medi)	Anziehhilfe, die das Anziehen von Kompressionsstrumpfhosen erleichtert.
medi Reise Butler (medi)	Zerlegbare Anziehhilfe mit geringerem Gewicht
medi Butler Off (medi)	Ausziehhilfe, ohne Bücken und besonderen Kraftaufwand
Socks-Jet (SALZMANN)	An- und Ausziehhilfe mit Haltestangen
SOS = SLIP-ON-SIGVARIS (SIGVARIS)	Anziehhilfe
VenoTrain glider plus (Bauerfeind)	Anziehhilfe mit klappbaren Griffen
Gleiter	**Kurzinformation**
COMPRESSANA EASY Anziehhilfe (Compressana)	Anziehhilfe für offene und geschlossene Strümpfe
EASY OFF (Arion Deutschland oder ArjoHuntleigh)	Ausziehhilfe für offene und geschlossene Strümpfe in Größe S, M, L
Easy-Slide (ArjoHuntleigh)	Anziehhilfe für offene und geschlossene Strümpfe
Easy-Slide Caran (ArjoHuntleigh)	Anziehhilfe für geschlossene Strümpfe mit Klettungen
Juzo Arion Easy-Slide Bein (Juzo)	Anziehhilfe für offene und geschlossene Strümpfe
Juzo Arion Magnide (Juzo)	Anziehhilfe für geschlossene Strümpfe mit Magneten
Juzo Arion SlideX (Juzo)	Verlängerung der Juzo Arion Easy-Slide Bein und Juzo Arion Magnide
MAGNIDE (SIGVARIS)	Anziehhilfe für geschlossene Strümpfe in Größe M, L, XL
medi 2in1 (medi)	An- und Ausziehhilfe für offene und geschlossene Strümpfe
Ofa Fit Flexi (Ofa Bamberg)	An- und Ausziehhilfe für offene und geschlossene Strümpfe
SIM SLIDE (SIGVARIS)	An- und Ausziehhilfe für offene Strümpfe in Größe S–XL
VenoTrain glider (Bauerfeind)	An- und Ausziehhilfe für offene und geschlossene Strümpfe
Kombination aus Gestell und Gleiter	**Kurzinformation**
Doff N' Donner (DND) (SIGVARIS) (◘ Abb. 7.5a–c)	An- und Ausziehhilfe für offene und geschlossene Strümpfe; wird über einen Standkonus auf einen Führungsring aufgezogen und mit diesem auf das Bein abgerollt

Intermittierende pneumatische Kompressionstherapie

Kerstin Protz

K. Protz et al., *Kompressionstherapie*,
DOI 10.1007/978-3-662-49744-9_8, © Springer-Verlag Berlin Heidelberg 2016

Bei der intermittierenden pneumatischen Kompressionstherapie (IPK) handelt es sich um eine Therapieform, die Wechseldrücke nutzt und synonym auch als apparative intermittierende Kompressionstherapie (AIK) bezeichnet wird. Bei der IPK baut ein elektronisch gesteuertes System in einer oder in mehreren Luftkammern einer Manschette, die für verschiedene Körperteile erhältlich ist, einen Druck auf, der für einen definierten Zeitraum aufrechterhalten wird. Durch abwechselndes Befüllen und Leeren der Luftkammern wird ein klar definierter und einstellbarer intermittierender Behandlungsdruck erzeugt, der die Wirkweise der Muskelpumpen simuliert. Ein Vorteil dieser Methode ist, dass sich der therapierelevante Druck bei druckgesteuerten Systemen exakt bestimmen lässt. Dies ist bei Kompressionsbandagierungen nur mit Druckmessgeräten zu gewährleisten. Die IPK entstaut Ödeme und fördert den venösen und lymphatischen Rückfluss. Insbesondere bei teil- oder immobilen Patienten, bei denen eine Kompressionstherapie mit medizinischen Kompressionsstrümpfen oder Bandagierungen aufgrund der kaum vorhandenen Eigenbewegung nicht adäquat wirken kann, ist die IPK eine wichtige Unterstützung für die (passive) Aktivierung bzw. Kompensation der Muskelpumpen.

Diese Methode ist als Hilfsmittel zugelassen und bei entsprechender Diagnosestellung im Einzelfall verordnungs- und erstattungsfähig. Sie kommt im Rahmen des Therapieplans in individuellen Intervallen und mit abgestimmten Druckwerten zum Einsatz. Der Körper scheidet die durch die IPK aus dem Gewebe massierte Flüssigkeit sehr schnell über die Nieren aus; der Toilettengang wird daher stimuliert.

Patienten tolerieren diese Therapieform oft sehr gut. Sie können im Gegensatz zu vielen anderen Therapieformen die Drücke selbst regulieren (◘ Abb. 8.1) und zu selbst gewählten Zeiten zu Hause einsetzen.

Nachfolgend werden Indikationen und Kontraindikationen laut der Leitlinie »Intermittierende pneumatische Kompression (IPK oder AIK)« aufgeführt.

Indikationen für den Einsatz der IPK:
- Thromboembolie-Prophylaxe
- Postthrombotisches Syndrom
- Ulcus cruris venosum
- Venöse Ödeme
- Posttraumatische Ödeme
- Lymphödeme
- Lipödeme
- Ödemmischformen
- Diabetisches Fußsyndrom
- Sensorische Störung bei Hemiplegie
- Unter strenger ärztlicher Kontrolle bei peripherer arterieller Verschlusskrankheit

Kontraindikationen, die IPK findet keine Anwendung bei:
- Dekompensierter Herzinsuffizienz
- Ausgedehnter Thrombophlebitis, Thrombose oder Verdacht auf Thrombose
- Erysipel
- Schwerer, nicht eingestellter Hypertonie
- Akutem Weichteiltrauma der Extremitäten
- Neuropathie
- Okkludierenden Prozessen im Lymphabstrombereich

Die IPK gilt, wenn man die Kontraindikationen beachtet, als risikoarm und einfach anzuwenden. In

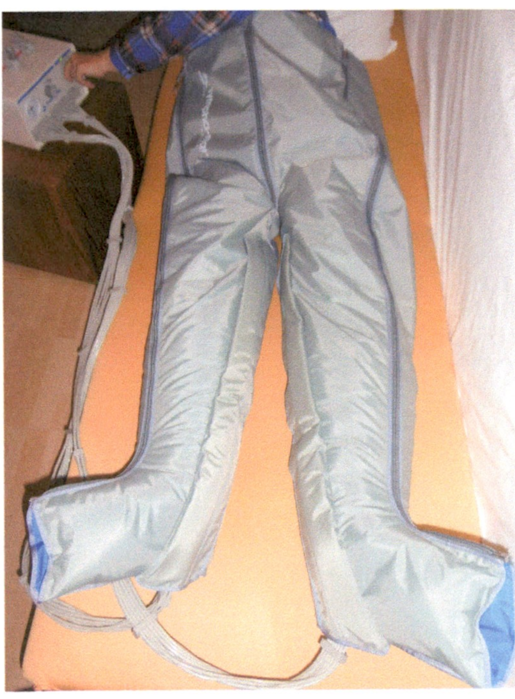

◘ **Abb. 8.1** IPK in der Heimnutzung mit 12-Kammersystem, Hose. (Foto: Kerstin Protz)

der Literatur sind selten beobachtete, aber potenziell bestehende Risiken und Nebenwirkungen der IPK erfasst worden, die auch in der Leitlinie »Intermittierende pneumatische Kompression (IPK oder AIK)« aufgeführt sind:

- Schädigung des Nervus peronaeus
- Genitallymphödem
- Drucknekrose
- Lungenembolie
- Kompartmentsyndrom

8.1　Funktion und Wirkweise

Die IPK setzt die Prinzipien der Kompressionstherapie mit elektronischen Mitteln um, indem eine Manschette, deren innerer Druck über ein Steuerungsgerät reguliert wird, die zu behandelnde Körperregion umschließt. Diese Therapieform kommt meist an Armen und Beinen zum Einsatz, kann aber auch den gesamten unteren oder oberen Rumpf miteinbeziehen. Neben klassischen Manschetten für Beine oder Arme sind Jackenmanschetten für die Anwendung am gesamten Oberkörper erhältlich. Sogenannte Hosenmanschetten, die Hüfte und Bauch einschließen, werden für die Behandlung bei Lipödemen und Lymphödemen eingesetzt (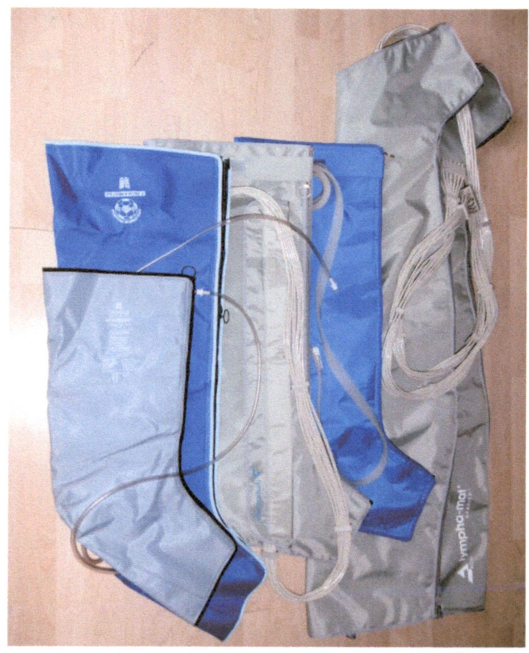 Abb. 8.2, ■ Abb. 8.3, ■ Abb. 8.4 u. ■ Abb. 8.5). Die IPK im Bereich des Oberkörpers oder des Bauches wird von den Patienten eher schlecht toleriert.

Innerhalb der Manschette wird der komprimierende Druck durch Luftkammern erzeugt, die an dem betreffenden Körperteil anliegen. Nach einer definierten Zeit des Druckaufbaus wird die Luft wieder abgelassen, dann erneut – also intermittierend – zugeführt. Es gibt sowohl Einkammer- wie auch Mehrkammersysteme; Letztere mit überlappend- oder nebeneinandergelagerten Luftkammern. Bei den Mehrkammermanschetten mit kleinen überlappenden Luftkammern werden Einschnürungen sowie Pendelflüsse der Lymphe mit unphysiologischer Klappenbelastung vermieden. Durch die intermittierende Befüllung von Mehrkammersystemen baut sich der Druck zunächst am Fuß oder an der Hand auf. Er wirkt also jedes Mal zunächst an den proximalen Regionen, die weiter vom Herzen entfernt sind. Erst danach erfolgt der

Abb. 8.2 Bein- und Hosenmanschetten. (Foto: Kerstin Protz)

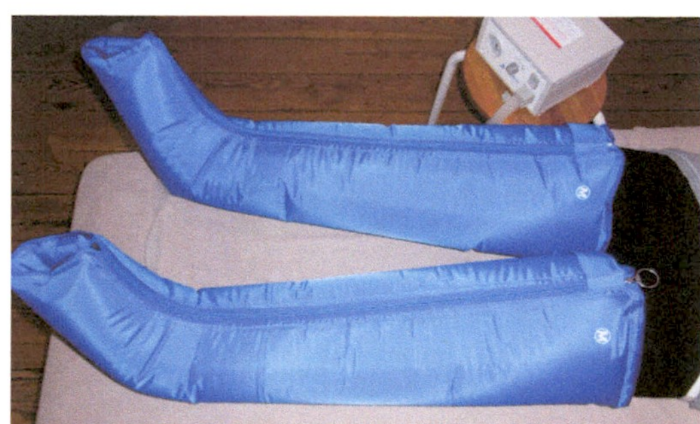

Abb. 8.3 IPK mit 3-Kammersystem, Beinmanschetten. (Foto: Kerstin Protz)

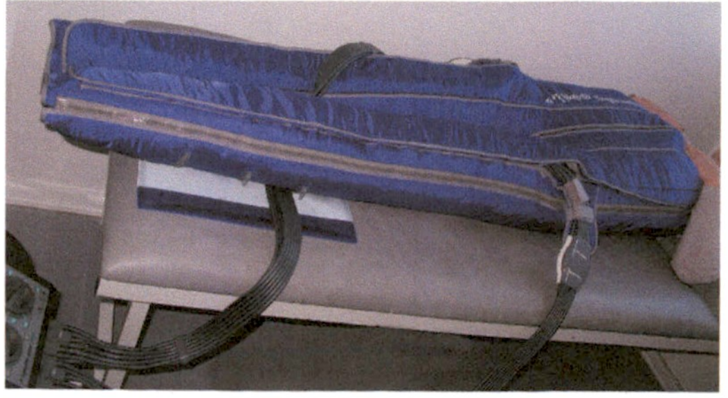

Abb. 8.4 IPK mit 12-Kammersystem, Hose. (Foto: Kerstin Protz)

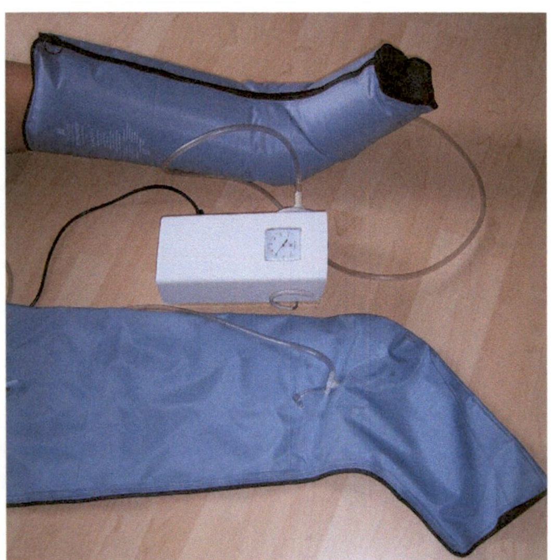

Abb. 8.5 IPK mit 3-Kammersystem, Beinmanschetten. (Foto: Kerstin Protz)

Druckaufbau in den darüber liegenden Kammern. Die Kompressionswirkung entfaltet sich somit zur Körpermitte hin. Blut und lymphatische Flüssigkeiten werden in Richtung des Herzens gedrängt. Ergebnis ist das Ausmassieren des Ödems von distal nach proximal. Der erzeugte Druckwert lässt sich über das Steuerungsaggregat einstellen. Auf diese Weise besteht Sicherheit über den Kompressionsdruck im Gegensatz zu Kompressionsbandagierungen. Zudem lässt sich der Wert für Folgetermine und Abrechnungsmodalitäten mit den Kostenträgern zutreffend in der Dokumentation festhalten. Bei dem gradienten System der IPK bewirken die weiter vom Herzen entfernten Luftkammern mehr Druck als die, die näher zur Körpermitte angebracht sind. So entsteht ein zusätzliches Druckgefälle, das die Wirkweise der IPK noch erhöht. Auch bei Kompressionsbandagierungen und -strümpfen wird der Vorteil eines Druckgradienten genutzt. Bei genauer Betrachtung wirkt die IPK wie ein Kompressionsverband, der in kurzen Zeitabständen wiederholt neu angelegt wird.

8.2 Geräte und Manschetten

Es gibt verschiedene Geräte mit unterschiedlichem therapeutischen Nutzen. Bei allen Systemen ist eine Manschette mit einem Steuerungsgerät verbunden, das Luft über ein Schlauchsystem in die Manschette leitet. Durch die Manschetten werden, je nach System und Einstellung, Druckwerte von 15–120 mmHg erzeugt. Die Anzahl der Kammern und ihre Anordnung kann sich je nach Hersteller und Gerät unterscheiden. Es gibt Bein-, Arm-, Hüft- und Hosenmanschetten (inkl. Hüfte und Bauch) sowie Jackenmanschetten (■ Tab. 8.1).

8.3 Anwendungsempfehlungen

Die IPK ersetzt weder die manuelle Lymphdrainage noch die Kompressionstherapie mit Bandagierungen oder Strümpfen, sondern kommt ergänzend zum Einsatz. Die Anwendungsdauer variiert zwischen 30 und 60 min. 1- bis zu 3-mal täglich. Für die Erfolgskontrolle sollten, wenn möglich durch den Anwender selber, einmal wöchentlich Umfangmessungen, z. B. Knöchel- und Wadenumfang, vorgenommen und protokolliert werden. Je nach Hersteller und Gerät sind die Anwendungsempfehlungen bezüglich Druckwerten und Indikationen zu beachten.

- Einsatzbereich von 1- bis 3-Kammergeräten:
  - Venöse Thromboembolie-Prophylaxe
- Einsatzbereich von 3- bis 6-Kammergeräten:
  - Entstauung von Phlebödemen
  - Behandlung des Ulcus cruris venosum
- Einsatzbereich von 12-Kammergeräten:
  - Entstauung von Lymph- und Lipödemen
  - Akute posttraumatische/postoperative Ödeme

Die Manschette passt sich beim Aufpumpen automatisch der Beinform an und ist in diversen Längen erhältlich. Sie kann etwas länger, sollte aber nie kürzer als die Extremität sein. Es gibt Erweiterungselemente für das Anpassen an besonders große Umfänge. Um einen Abfluss in Richtung des Herzens zu gewährleisten, sollte der Patient während der Therapie im Idealfall liegen, um keine Abknickung im Leistenbereich zu haben.

◻ Tab. 8.1 Übersicht Einkammer- und Mehrkammergeräte

Produktname (Hersteller)	Druckbereich in mmHg	Manschettenangebot	Anzahl der Kammern
Einkammergeräte			
Flowtron Hydroven 3 (ArjoHuntleigh GmbH)	30–100	Arm, Bein	1 (oder 3)
Hydropress 100 (FMT Medizintechnik)	20–60	Arm, Bein	1
VenenWalker PRO (GlobalMIND)	bis max. 120	Arm, Bein	1
Mehrkammergeräte			
Flowtron Hydroven 12 (ArjoHuntleigh GmbH)	15–120	Arm, Bein	12
Hydropress 300 sequential (FMT Medizintechnik)	30–100	Arm, Bein	3
Hydropress 600 sequential (FMT Medizintechnik)	30–100	Arm, Bein, Hüfte, Hose	6
Hydropress 1200 sequential (FMT Medizintechnik)	30–100	Arm, Bein, Hose	12
Hydropress 12 (FMT Medizintechnik)	15–80	Arm, Bein, Hose	12
PulsePress Multi 3 (SLK Vertriebs GmH)	30–100	Arm, Bein	3
PulsePress Multi 3Pro (SLK Vertriebs GmbH)	30–100	Arm, Bein	3
PulsePress Multi 12 (SLK Vertriebs GmbH)	30–100	Arm, Arm-Schulter, Bein, Hose	12
PulsePress Multi 12 Auto (SLK Vertriebs GmbH)	30–100	Arm, Arm-Schulter, Bein, Hose	12
vasoflow 100 Gradient (Bösl Medizintechnik GmbH)	20–80	Arm, Bein Hüfte	3
vasoflow 200 Gradient (Bösl Medizintechnik GmbH)	20–100	Arm, Bein, Hüfte	3
lympha-mat Digital Gradient (Bösl Medizintechnik GmbH)	20–120	Arm, Arm-Schulter, Bein, Hüfte, Hose	12
lympha-mat 300 Gradient (Bösl Medizintechnik GmbH)	20–100	Arm, Arm-Schulter, Bein, Hüfte, Hose	12
Phebo PRESS (Villa Sana GmbH & Co. medizinische Produkte KG)	30–80	Bein	4
Lympha Press Plus (Villa Sana GmbH & Co. medizinische Produkte KG)	20–120	Arm, Bein, Hose, Jacke	12
Lympha Press Optimal (Villa Sana GmbH & Co. medizinische Produkte KG)	20–90	Arm, Bein, Hose, Jacke	12
Lympha Wave (Villa Sana GmbH & Co. medizinische Produkte KG)	20–80	Arm	12
Lympha Press mini (Villa Sana GmbH & Co. medizinische Produkte KG)	20–80	Arm, Arm-Schulter, Bein, Hose, Jacke	12
Lympha Wave (Villa Sana GmbH & Co. medizinische Produkte KG)	20–80	Arm, Arm-Schulter, Bein, Hose, Jacke	12

> **Tipp**
>
> Der Reißverschluss sollte nie unter Druck ge-
> öffnet werden, um eine Beschädigung der
> Manschette zu vermeiden. Die Manschetten
> sind einfach per Wischdesinfektion zu reinigen.

❶ Cave

**Der Abfluss über das Lymphsystem muss
gewährleistet sein. Ergänzend sollten in festgelegten Abständen daher manuelle Lymphdrainagen durch Lymphtherapeuten erfolgen.**

8.4 Verordnung

Systeme für die IPK sind als Heimgeräte für den
Einsatz in der Häuslichkeit als Hilfsmittel (Pro-
duktgruppe 17) verordnungs- und erstattungsfähig.
Bei einer längeren wiederholten Anwendung ist die
Dokumentation der Veränderung des Beinumfangs
unerlässlich.

Ein Rezept sollte folgende Angaben enthalten:

- Diagnose nach ICD-10-Code
- Gerätetyp, z. B. 3- oder 12-Kammersystem
- Anzahl der Manschetten und Manschetten-
  lokalisation, z. B. Arm, Bein
- Hilfsmittelnummer

**❯ Die IPK ist kein Ersatz für eine manuelle
Lymphdrainage bzw. andere Formen der
Entstauungstherapie, sondern kommt kom-
biniert mit diesen Methoden zum Einsatz.**

Neue Entwicklungen in der Kompressionstherapie

Joachim Dissemond

K. Protz et al., *Kompressionstherapie*,
DOI 10.1007/978-3-662-49744-9_9, © Springer-Verlag Berlin Heidelberg 2016

9.1 Adaptive Kompressionsbandagen

Eine im deutschsprachigen Raum neue Alternative stellen adaptive Kompressionsbandagen, die auch als Wrap-Verbände bzw. Klettbandagen bezeichnet werden dar. Diese haben sich seit mehreren Jahren bereits auf den internationalen Märkten und insbesondere in den USA bewährt. Bei den adaptiven Kompressionsbandagen kann der Kompressionsdruck segmental, über mehrere Klettverschluss-Systeme, durch den Patienten oder Therapeuten aktiv eingestellt und bei einigen Systemen auch individuell gezielt reguliert werden. Durch das Nachjustieren der Klettverschluss-Bänder (Velcro) wird ein Druckverlust vermieden, was zu einer wirksamen Ödemrückbildung führt. Bei diesen Systemen (aktuell [Stand 02/2016] ausschließlich JuxtaCures® in Deutschland erhältlich) ist es zudem möglich, unterschiedliche Druckwerte von 20–50 mmHg einzustellen. Es ist sinnvoll, am Anfang der Behandlung mit niedrigeren Druckwerten zu beginnen, damit der Patient sich an die Kompressionstherapie gewöhnt. Nach Schulung kann der Patient selber das System individuell einstellen. Es ist anzunehmen, dass aus dieser Option eine höhere Patientenmitarbeit und -zufriedenheit resultiert. Es werden in den kommenden Jahren verschiedene Hersteller weitere Systeme einführen, die auch für Patienten ohne Ulcus cruris venosum und insbesondere bei Lymphödemen interessant sein können.

> **Seit Februar 2015 ist die erste adaptive Kompressionsbandage für die Behandlung von Patienten mit Ulcus cruris auf dem deutschen Markt erhältlich.**

◪ Abb. 9.1 und ◪ Abb. 9.2 zeigen beispielhaft die Anlage einer adaptiven Kompressionsbandage (hier JuxtaCures®).

9.2 Zweiteiliges Kompressions-Kit mit Klettfixierungen

Eine Sonderform eines Mehrkomponentensystems (▶ Abschn. 6.1.5) stellt ein Kompressions-Kit mit einem dicken Unterziehstrumpf, einer sog. Polstermanschette und einer Mittelzugbinde dar. Die frotteeartige Polstermanschette bewirkt bereits einen leichten Kompressionsdruck von 5 mmHg. Je nach Dehnung soll die Binde einen Anlagedruck zwischen 20, 30 und 40 mmHg erzeugen. Markierungen entlang der Binde erleichtern das Anlegen mit 50%iger Überlappung. Mit beiliegenden Klettstreifen, die auf der Binde haften, wird die Bandagierung nach Abschluss sowohl am Bindenende als auch am Fußbereich fixiert. Das in Polstermanschette und Binde enthaltene Kupfer soll antimikrobiell wirken und Gerüche mindern. Je nach Entstauungssituation kann das System bis zu 7 Tage verbleiben.

◪ Abb. 9.3 und ◪ Abb. 9.4 zeigen beispielhaft die Anlage eines zweiteiligen Kompressions-Kits mit Klettfixierungen (hier sanaFactur® Kompressions-Kit).

9.3 Hybridsysteme

Bei den sogenannten Hybridsystemen wird mit pneumatischen Druckmanschetten eine Dauerkompression der Unterschenkel durchgeführt. Im Gegensatz zu den konventionellen intermittierenden pneumatischen Kompressionssystemen (IPK) (▶ Kap. 8) wird der Verband tagsüber für mindestens 10 Stunden belassen. Diese Systeme schränken die Mobilität kaum ein. Über eine elektronische Steuereinheit lässt sich der dauerhaft angewendete Druck, beispielsweise zwischen 20 und 40 mmHg, einstellen. Nach Schulung ist es Patienten möglich, den gewünschten bzw. erträglichen Druck selber auszuwählen. Möglichst 2-mal täglich soll dann

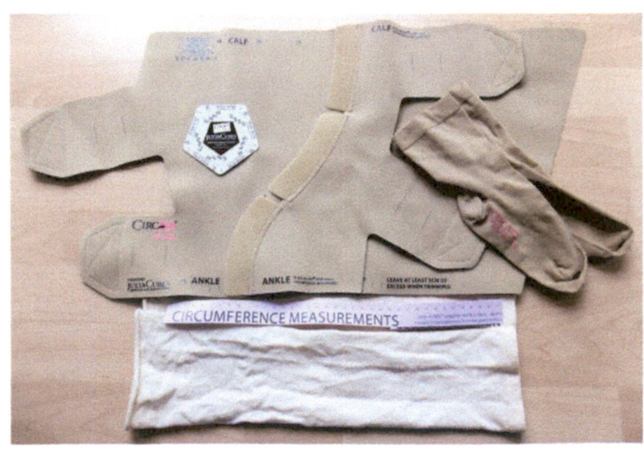

◪ **Abb. 9.1** Komponenten der adaptiven Kompressionsbandage (hier JuxtaCures®). (Foto: Kerstin Protz)

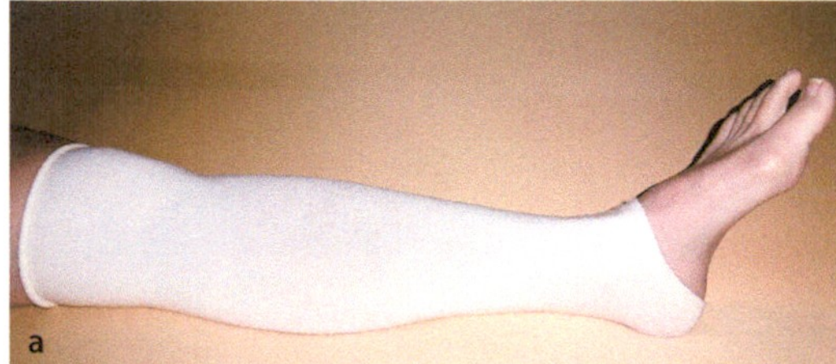

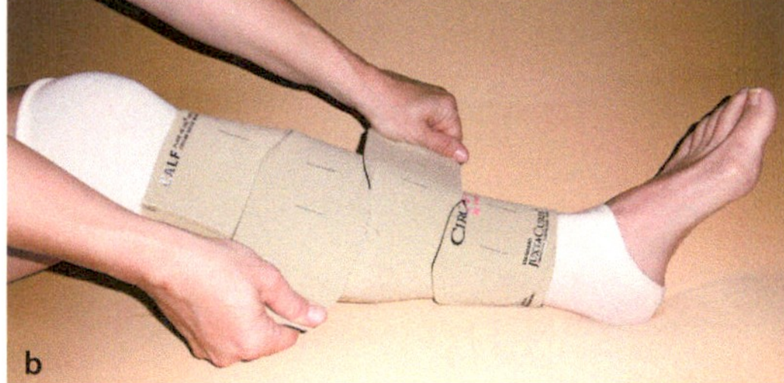

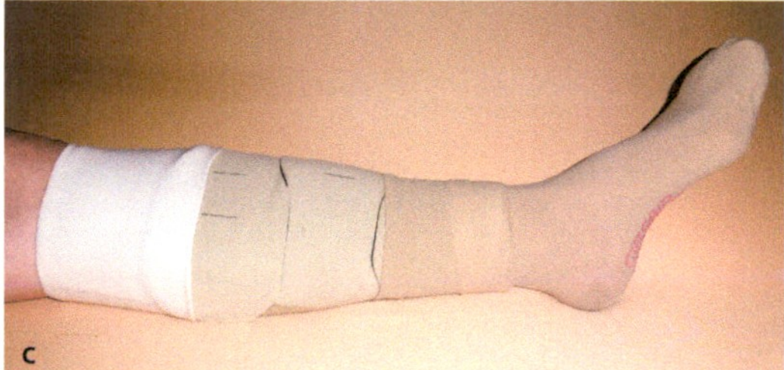

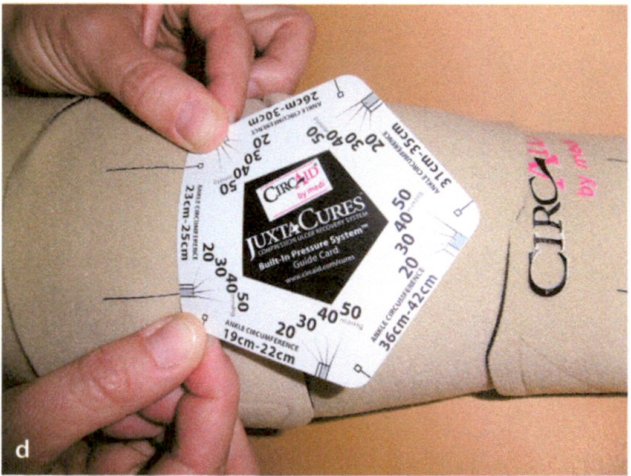

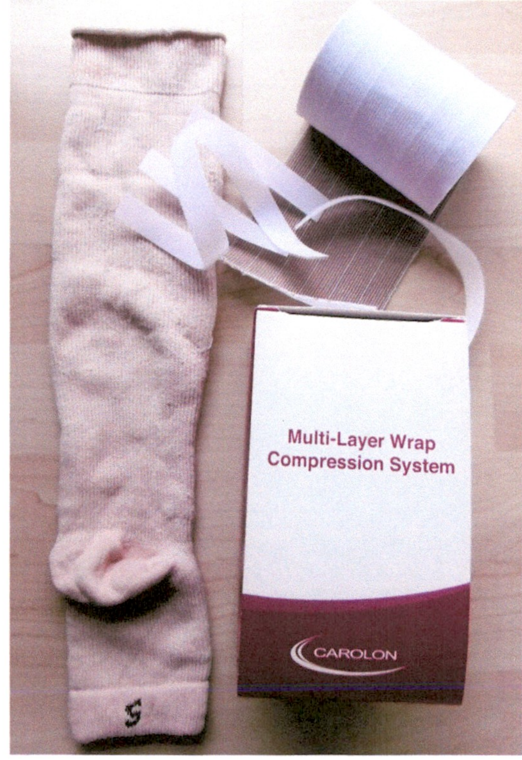

◘ **Abb. 9.3** Komponenten des Kompressions-Kits.
(Foto: Kerstin Protz)

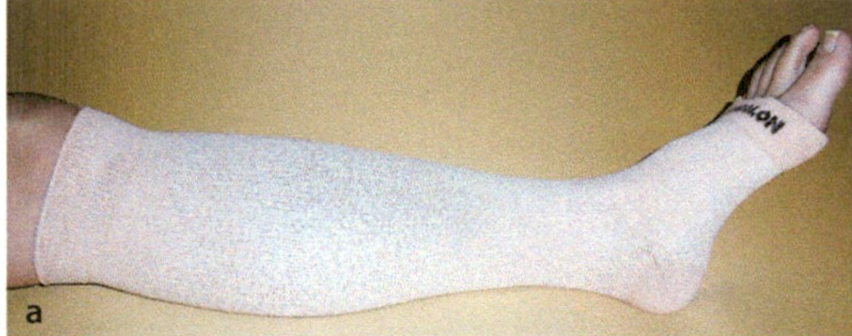

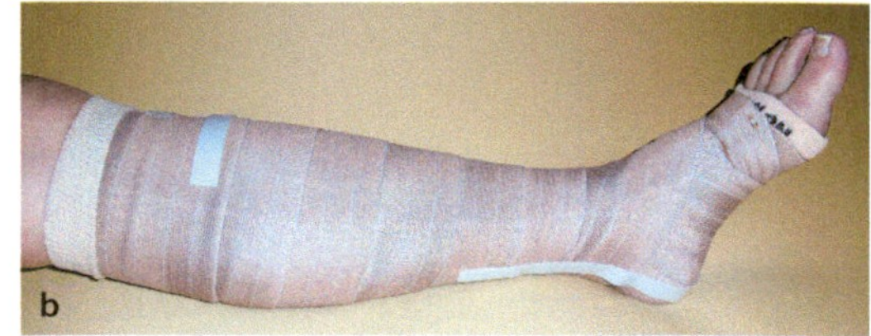

◘ **Abb. 9.2a–d a** Angezogener Unterziehschlauch;
b Anlage der Klettbandage; **c** fertig angelegte Klettbandage;
d Kontrolle des angelegten Drucks mit Messscheibe.
(Fotos: Kerstin Protz)

◘ **Abb. 9.4a,b a** Angezogene Polstermanschette; **b** fertig
angelegtes Kompressions-Kit mit Klettfixierungen.
(Fotos: Kerstin Protz)

über jeweils 2 Stunden eine IPK mit 40–50 mmHg durchgeführt werden. Hierfür ist es lediglich notwendig, ein Programm über die Steuereinheit zu starten. Der Versorger kann über die Steuereinheit auch ein Behandlungsprotokoll auslesen und so die Anwendung des Systems objektiv nachvollziehen.

> **Hybridsysteme sind interessante therapeutische Alternativen für die Kompressionstherapie, allerdings aktuell (noch) nicht in Deutschland erhältlich.**

Entstauungsphase und Erhaltungsphase

Kerstin Protz

K. Protz et al., *Kompressionstherapie*,
DOI 10.1007/978-3-662-49744-9_10, © Springer-Verlag Berlin Heidelberg 2016

Zu Beginn der Kompressionstherapie liegt der Fokus auf der Entstauung des betroffenen Beines. In der Therapiephase, der sogenannten initialen Entstauungsphase, geht es um die Behandlung der chronisch venösen Insuffizienz (CVI) und die Minderung ihrer Symptome, also beispielsweise um eine Ödemreduktion und die Beschleunigung der Abheilung eines Ulcus cruris venosum (UCV). Experten empfehlen, in dieser Phase eine kräftige Kompressionstherapie, also eine mit einem starken Druck von 40–60 mmHg, zu gewährleisten (► Abschn. 6.2). Die Kompressionstherapie ist erfolgreich, wenn ein adäquater Druck über eine angemessene Zeit Wirkung entfaltet. Der phlebologische Kompressionsverband (PKV) kann in dieser Phase sowohl mit Kurzzugbinden als auch durch Mehrkomponentensysteme erfolgen. Zudem gibt es aktuell adaptive Kompressionsbandagen, beispielsweise JuxtaCures®, bei denen durch ein Klettverschlusssystem der erwünschte Kompressionsdruck leicht einstellbar ist (► Kap. 9). Es konnte gezeigt werden, dass der initiale Druck unter einer Bandagierung mit Kurzzugbinden bereits nach einer halben Stunde signifikant abfällt. In der Praxis zeigt sich zudem, dass bei einer solchen Versorgung bereits mehrmaliges Beugen und Strecken des Vorfußes unmittelbar nach Anlage einen erheblichen Druckverlust zur Folge hat, ohne dass der Betroffene aufgestanden und gelaufen wäre. Innerhalb von 7 Stunden wurde unterhalb von Kurzzugbinden ein Druckabfall um 50 % beobachtet. Deshalb ist bei Kurzzugbinden ein entsprechend hoher initialer Druckwert zu wählen, beispielsweise 50–60 mmHg, wobei aber zu bedenken ist, dass einige Patienten Kompressionsverbände mit höheren Drücken schlechter tolerieren als solche mit niedrigeren Drücken. Mehrkomponentensysteme hingegen sind laut Herstellerangaben in der Lage, den anvisierten Anlagedruck von in der Regel 40 mmHg über mehrere Tage relativ konstant zu halten. Bei diesen Systemen hat die abschließende Binde kohäsive Eigenschaften. Dies beugt einem raschen Lockern und Verrutschen der Bandagierung vor, wodurch der Druck länger erhalten bleibt.

> **Studien weisen auf die Überlegenheit der Mehrkomponentensysteme gegenüber den Bandagierungen mit Kurzzugbinden hin.**

Zu Beginn der Therapie weist das UCV aufgrund der Stauungssituation meist hohe Exsudatmengen auf. Für den Patienten bedeutet dies erhebliche Einschränkungen in seiner Lebensqualität. Ein erwünschter Begleitfaktor der sach- und fachgerechten Kompressionstherapie in der initialen Entstauungsphase ist, dass damit auch immer eine zeitnahe Reduktion der Exsudatmenge einhergeht. Die initiale Entstauungsphase sollte bei optimalem Verlauf nach 3–4 Wochen abgeschlossen sein.

Nun folgt die Erhaltungsphase. In dieser Phase ist ein stabiler Zustand erreicht, Ödeme sind entstaut und das UCV befindet sich in einem soliden Heilungsprozess. In der Erhaltungsphase sollte die Kompressionsversorgung auf Ulkus-Strumpfsysteme oder – bei Abheilung bevorzugt – auf medizinische Kompressionsstrümpfe (MKS) umgestellt werden. Nach Abheilung des UCV soll eine störungsfreie Erhaltungsphase die Rezidivprophylaxe gewährleisten, also verhindern, dass ein erneutes UCV auftritt. Hierfür sind meistens MKS mit einer mittleren Kompression in der Kompressionsklasse (KKL) II ausreichend. Diese Kompressionsstrümpfe sind dann ein Leben lang zu tragen.

> **Sowohl Ulkus-Strumpfsysteme wie auch MKS sind erst im Anschluss an eine erfolgreiche Entstauung sinnvoll einzusetzen. Zuerst findet also immer in der initialen Entstauungsphase eine Kompressionstherapie mit Kurzzugbinden, Mehrkomponentensystemen oder adaptiven Kompressionsbandagen (► Kap. 9) statt. Erst im Anschluss daran kommt, allerdings auch bei bestehendem UCV, in der Erhaltungsphase eine Bestrumpfung zum Einsatz.**

> **Initiale Entstauungsphase (= Therapiephase) → Behandlung der CVI, Ödemreduktion, Initiierung der Abheilung eines UCV; Einsatz von phlebologischen Kompressionsverbänden in Form von Kurzzugbinden, Mehrkomponentensystemen, speziellen Kompressions-Kits oder adaptiven Kompressionsbandagen (◨ Abb. 10.1)**
> **Erhaltungsphase (= Heilungsphase) → Ödeme sind entstaut, Prävention neuer Ödeme; Einsatz bei noch bestehendem UCV**

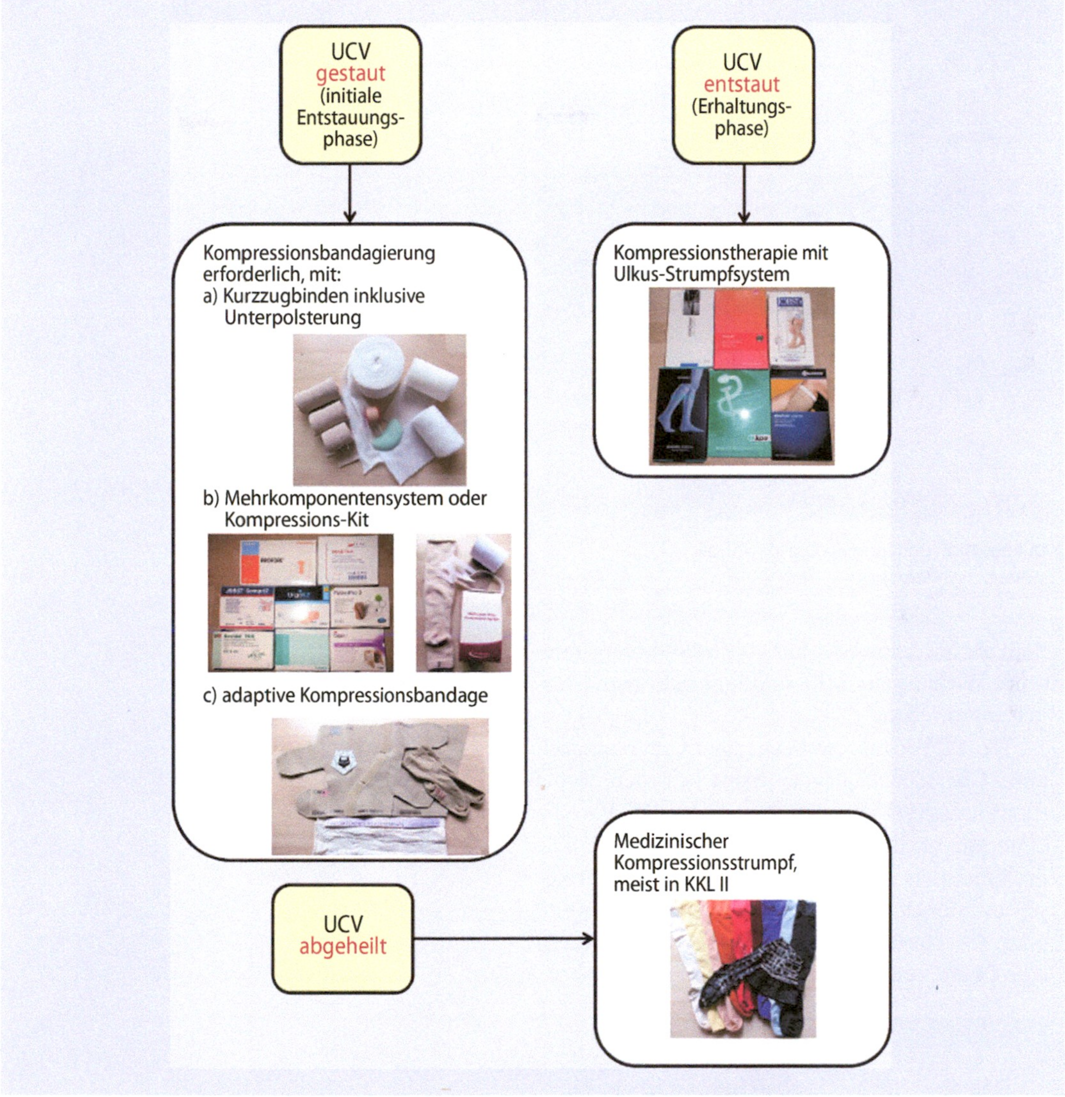

von Ulkus-Strumpfystemen; nach Abheilung Einsatz von MKS für die Rezidivprophylaxe (■ Abb. 10.1).

Für die Unterstützung des Abheilungsprozesses sollten Verbände mit Kurzzugbinden, solange ein UCV besteht, genau wie Mehrkomponentensysteme, kontinuierlich Tag und Nacht getragen werden. Läuft der Patient nach Ablegen der Bandagierung noch herum, stauen sich die Beine erneut und der Therapieerfolg des Tages geht verloren.

Dasselbe gilt, wenn der Betroffene morgens vor Anlage der Kompressionsbinden bereits aufgestanden und herumgelaufen ist. Da die Beine nachts im Bett hoch liegen, findet in diesem Zeitraum eine leichte Entstauung statt. Der Druck bei Kurzzugbinden lässt schnell nach (siehe oben und ▶ Abschn. 6.1.1). Daher sollte die Bandagierung täglich erneuert werden.

Auch Ulkus-Strumpfsysteme werden Tag und Nacht getragen (▶ Abschn. 6.3.1). Allerdings verbleibt nachts lediglich der Unterziehstrumpf am

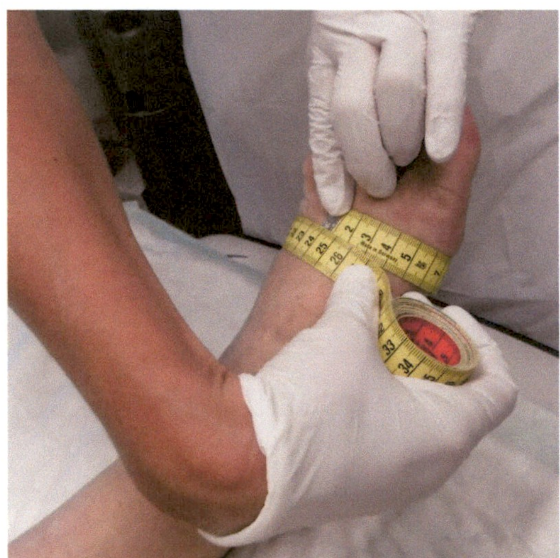

Abb. 10.2 Umfangmessung am Vorfuß.
(Foto: Kerstin Protz)

Bein. Er übt keine oder nur eine leicht komprimierende Wirkung aus. MKS sind zur Nacht grundsätzlich auszuziehen.

Der PKV kann sowohl aus einer Unter- als auch einer Oberschenkelbandagierung bestehen, wobei für die meisten Indikationen – wie dem UCV – eine Unterschenkelkompression ausreichend ist. Die proximal tiefe Beinvenenthrombose, eine Varikophlebitis im Oberschenkelbereich, eine Varizen-OP oder die Therapie von Lymphödemen erfordern eine Oberschenkelkompression.

> **Tipp**
>
> Einmal wöchentlich sollten Fuß-, Knöchel- und Wadenumfang an der jeweils dicksten Stelle mit Einmalpapierlinealen oder wischdesinfizierbaren Maßbändern gemessen und dokumentiert werden, um den Erfolg der Kompressionstherapie zu überprüfen. So ist festzustellen, ob eine Entstauung stattgefunden hat und wie deren Verlauf ist. Liegt keine Entstauung vor oder stagniert dieser Vorgang, kann dies an einer ineffizienten Kompression, aber auch an einer nicht vorhandenen oder nur sehr eingeschränkten Funktion der Muskelvenenpumpen liegen (Abb. 10.2).

Grundlagen der Kompressionsbandagierung mit Kurzzugbinden

Kerstin Protz

K. Protz et al., *Kompressionstherapie*,
DOI 10.1007/978-3-662-49744-9_11, © Springer-Verlag Berlin Heidelberg 2016

Kenntnis der adäquaten Wickeltechnik und Erfahrung im Umgang mit den Materialien sind die Voraussetzungen für die sach- und fachgerechte Anlage eines phlebologischen Kompressionsverbandes (PKV). Diese Kompressionsbandagierung sollte nicht verrutschen, dem Patienten keine Schmerzen bereiten und den für die Therapie notwendigen definierten Druck über die Behandlungszeit aufrechterhalten können (▶ Abschn. 6.2).

Vier Aspekte entscheiden über die Kompressionswirkung, die eine Bandagierung über einen definierten Zeitraum auf die Extremität ausübt. Diese stehen in komplexen Wechselwirkungen zueinander und können folgendermaßen beschrieben werden:

- Verbandeigenschaften – verwendete Materialien (Bindentyp, -breite, -elastizität, Feuchtigkeitsaufnahme), physikalische Struktur und Dehnungseigenschaften
- Gliedmaßen – Extremitätenumfang, -länge, -größe und -form
- Aktivität – Fähigkeiten, Fertigkeiten und Motivation hinsichtlich Bewegung der Patienten
- Versorgerfertigkeiten – Materialkenntnis und dessen Anwendung, z. B. Bindenpflege, Verbandtechnik, Anzahl der Bindentouren

> **Der Versorger beachtet bei Anlage unter anderem die Aspekte Andruck, Anzahl der Lagen, Materialkomponenten und elastische Eigenheiten.**

Studien haben gezeigt, dass nicht nur die Art, wie eine Kompressionsbandagierung angelegt wird, sondern auch der Druck, den der Verband erzeugt, und die Zeit, über die er ihn erhält, von Versorger zu Versorger unterschiedlich sind. Hier besteht Verbesserungspotenzial. Kontrollen des Anpressdrucks und regelmäßige praktische Überprüfungen sowie Schulungen, auch hinsichtlich des Umgangs mit neuen Materialien, sind hierfür wichtig (▶ Kap. 22).

> **Cave**
> **Da der Kompressionsverband seine volle Wirkung erst in Verbindung mit aktiver Bewegung erlangt, ist ein adäquater Abrollvorgang beim Laufen erforderlich. So haben sich beispielsweise einige Patienten, die auf Rollatoren angewiesen sind, einen »schlurfenden«**
Gang ohne Abrollprozess und somit ohne Aktivierung der Muskelvenenpumpe angewöhnt. Daher sollte immer auch das Gangbild des Patienten betrachtet werden. In Einzelfällen sind Gangschulungen und Bewegungsübungen im Rahmen einer Physiotherapie durchzuführen.

11.1   Praktische Durchführung der Kompressionsbandagierung

Es gibt diverse Bandagierungstechniken, u. a. nach Pütter, Sigg, Fischer, Schneider sowie deren Modifizierungen. Die Überlegenheit einer bestimmten Technik ist nicht nachgewiesen. Vielmehr ist der geschulte und geübte Umgang mit der jeweiligen Anlagetechnik entscheidend für die Effizienz der Kompressionsbandagierung. Der Anwender sollte daher die Bandagierungstechnik nutzen, in der er gut geschult wurde und sich sicher fühlt.

Folgende Aspekte sollten unabhängig von dem verwendeten Material und der gewählten Technik bei Anlage jeder Kompressionsbandagierung Beachtung finden:

- Die Kompressionsbandagierung wird, je nach Unterschenkelumfang und -länge, mit mindestens zwei Binden durchgeführt und gewährleistet ein abnehmendes Druckgefälle von distal nach proximal (▶ Kap. 5). Die Bindenbreite orientiert sich an der Form der zu wickelnden Extremität. Sie sollte dabei nicht über dem Durchmesser des entsprechenden Körperteils liegen. Die gängige Bindenbreite für eine Bandagierung am Unterschenkel liegt zwischen 8 und 12 cm.
- Zu Beginn wird ein Schlauchverband aus Baumwolle bis unterhalb des Knies angezogen. Dieser schützt die Haut und fixiert zusätzlich bei Fertigstellung die finale Bandagierung (▶ Abschn. 11.2).
- Die Binde wird unter beständigem Zug direkt am Bein entlang geführt (◘ Abb. 11.1a). So entsteht automatisch das erwünschte herzwärts abnehmende Druckgefälle. Die Bindenrolle darf nicht vom Körper weggezogen werden (◘ Abb. 11.1b), um keine intermittierenden Druckspitzen, Schmerzen oder Einschnürungen zu provozieren.

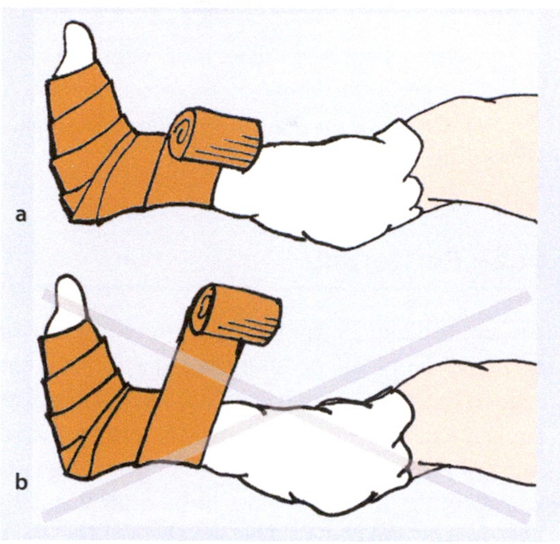

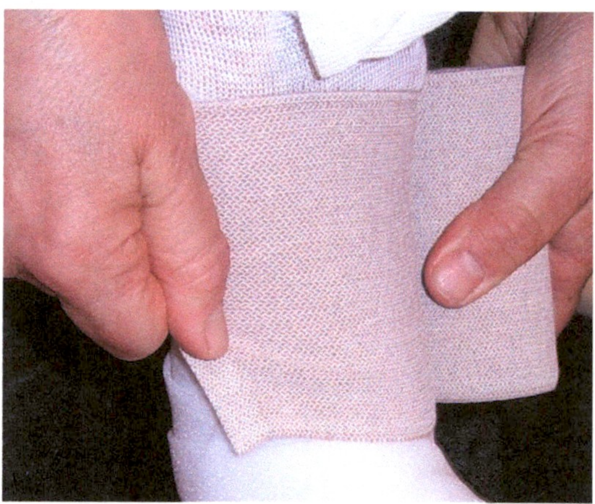

Abb. 11.2 Beim Abrollen in den Bindenwinkel schauen.
(Foto: Kerstin Protz)

Abb. 11.1a,b **a** Binde korrekt am Bein abgerollt;
b Binde falsch vom Bein weggezogen.
(Zeichnung: Jan H. Timm, Hamburg)

- Die Binde liegt mit dem aufgerollten Teil nach oben in der Hand, sodass der Bindenwinkel einsehbar ist (**◌** Abb. 11.2).
- Einzelne Bindentouren dürfen nicht straffer angezogen werden als andere. Unterschiedlich gespannte Bindentouren stören das Druckgefälle und können Schmerzen, Blasen, Schnürfurchen, nervale Schädigungen, Druckstellen bis hin zur Ausbildung von Nekrosen und eine venöse Stauung mit Erhöhung des Thromboserisikos bewirken.
- Eine Unterpolsterung mindert das Risiko von Hautschädigungen. Zudem können Druckpolster die Effektivität der Kompressionsbandagierung erhöhen (▶ Abschn. 11.3).
- Die Kompressionsbandagierung beginnt grundsätzlich am Großzehengrundgelenk, folgt dem weiteren Zehenverlauf. Zwei Kreistouren um den Vorfuß fixieren den Bindenanfang. Bereits bei diesen ersten Touren ist auf das Erreichen eines guten Anlagedrucks zu achten. Zu lockere Touren am Vorfuß bergen das Risiko von Ödemausbildung in dieser Region.
- Es ist nicht wichtig, ob die erste Binde von innen nach außen oder andersherum angelegt wird. Allerdings sollte vorab die Fußstellung begutachtet werden. Befindet sich der Fuß beispielsweise bereits in einer Innenrotation (Pronation) oder in einer Außenrotation (Supination), sollte die Anlage der ersten Binde korrigierend dagegen arbeiten (**◌** Abb. 11.3).
- Es ist bei Anlage darauf zu achten, dass der Fuß grundsätzlich in Funktionsstellung, also in Dorsalflexion im rechten Winkel zur Wade, steht, um keine Spitzfußausbildung zu begünstigen.
- Mit Ausnahme der Zehen wird die Kompressionsbandagierung lückenlos und unter Einschluss der Ferse bis kurz unterhalb des Kniegelenks angelegt.
- Bei stark ausgeprägten Vorfußödemen sind auch die Zehen mit zu komprimieren, um eine Ödemausbildung in diesen Bereichen zu vermeiden. Dasselbe gilt auch für begleitende Lymphödeme (▶ Abschn. 11.3).
- Nach Fertigstellung der Bandagierung wird das fußseitige Ende des Schlauchverbandes bis zu der Kniekehle hochgezogen, das obere Ende im Kniebereich über die Bandagierung umgeschlagen und mit Pflasterstreifen fixiert. Dies kann ein frühzeitiges Verrutschen der Bandagierung, insbesondere beim An-/Ausziehen der Schuhe, verhindern.

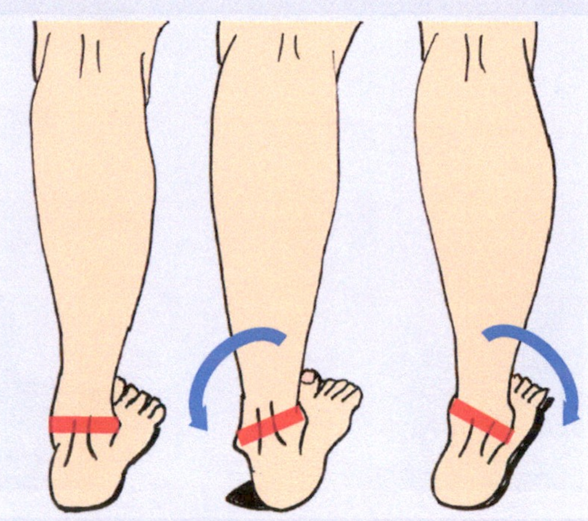

Abb. 11.3 Fußstellung in: Normalposition (links), Pronation (Mitte) und Supination (rechts). (Zeichnung: Jan H. Timm, Hamburg)

! Cave

Die Verwendung von sogenannten Schwiegermüttern, den Binden beiliegende Fixierklammern, auch Krampen genannt, birgt ein Verletzungsrisiko; sie sollten daher nicht genutzt werden. Stattdessen sollten Pflasterstreifen den Bindenabschluss fixieren.

> **Tipp**
>
> Der Patient sollte sich nach frisch angelegter Bandagierung bewegen, beispielsweise Füße auf- und abwippeln, kreiseln oder spazieren gehen. Dadurch wird der Blutrückfluss gefördert und gleichzeitig Stauungen im Vorfußbereich vorgebeugt sowie Schmerzen reduziert.

> **Tipp**
>
> Um den Patienten an das Tragen der Bandagierung Tag und Nacht zu gewöhnen, kann es hilfreich sein, ihn aufzufordern, diese erst einmal nur »solange es geht« zu tragen. Erfahrungsgemäß tragen Patienten nach diesem Hinweis die Bandagierung länger als unter dem Eindruck der möglicherweise überfordernden Anweisung, diese gleich Tag und Nacht zu tragen. Alternativ können auch Mehrkomponen-

tensysteme mit dem Zusatz »lite« oder entsprechend adjustierbare Kompressionsbandagen wie JuxtaCures® zur Anwendung kommen.

11.2 Polsterung

An besonderen Ausprägungen wie Knochenvorsprüngen und Umfangdifferenzen der zu bandagierenden Extremität ermöglichen Ab- bzw. Auspolsterungen eine gleichmäßige Druckverteilung und somit eine effiziente Kompressionstherapie. Dabei sind vor allem die Knöchelregion, insbesondere die Bisgaardsche Kulisse, die Tibiavorderkante, die Strecksehne und das Fibulaköpfchen zu berücksichtigen. Pelotten sind z. B. nierenförmige Druckpolster (z. B. Komprex®-Kompresse, Firma Lohmann & Rauscher oder JOBST® foam Pelotte, Firma BSN medical), gleichen solche anatomischen Unebenheiten aus und sorgen dafür, dass die Kompressionstherapie auch an diesen Stellen adäquat wirken kann (▶ Kap. 23). Solche Pelotten können auch bedarfsgerecht von entsprechenden Schaumstoffplatten (z. B. Komprex® Schaumgummi-Platte, Firma Lohmann & Rauscher, oder Leukotape® Foam, Firma BSN medical) individuell zugeschnitten werden (▶ Kap. 23) (■ Abb. 11.4).

Eine unsachgemäße Anlage einer Kompressionsbandagierung kann Druckschäden erzeugen, die ggf. zu Druckulzera, Blasen, Hautnekrosen und Nervenschäden führen (▶ Kap. 14). Diesen uner-

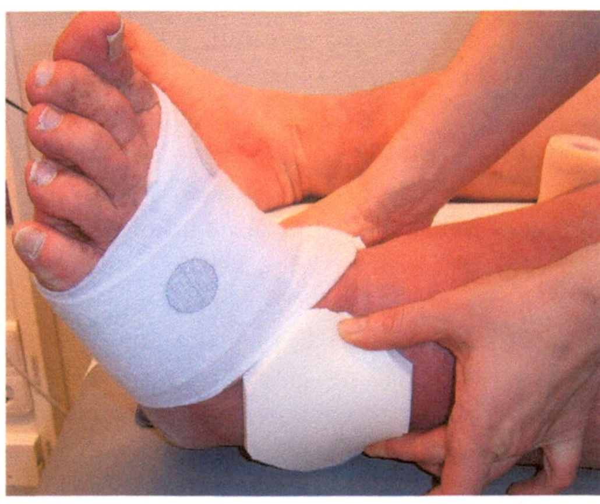

Abb. 11.4 Abpolsterung der Knöchelregion unterhalb eines Mehrkomponentensystems. (Foto: Kerstin Protz)

wünschten Komplikationen beugt eine sach- und fachgerechte Unterpolsterung mit Watte- oder Schaumstoffbinden vor (► Kap. 23). Daher sollte eine entsprechende Unterpolsterung Bestandteil jeder Bandagierung sein.

Eine Polsterung des Unterschenkels beinhaltet folgende Arbeitsschritte:

- Ein Schlauchverband wird in 2,5- bis 3-facher Unterschenkellänge von der Rolle abgeschnitten und bis zu der Kniekehle angezogen. Der Rest wird zwischen die Zehen gesteckt (◘ Abb. 11.5a). Es ist auch möglich, dem Patienten das Ende in die Hand zu geben. Wenn er körperlich dazu in der Lage ist, kann er somit die Funktionsstellung (Dorsalflexion) des Fußes unterstützen.
- Die Anlage der Unterpolsterung auf dem Fuß am Großzehengrundgelenk beginnt mittels Watte- oder Schaumstoffbinden. Unter Einschluss der Ferse wird die Polsterbinde zirkulär in sich ½ bis um ⅔ überlappenden Touren angelegt und endet kurz unterhalb der Kniekehle (◘ Abb. 11.5b,c). Wattebinden haften aufeinander; bei Schaumstoffbinden ist es notwendig, das Ende für die Fixierung in der vorherigen Tour einzustecken. Klebestreifen sollten nicht verwendet werden, da sie die Schaumstoffbinden beschädigen.

Es ist sinnvoll, den Schlauchverband vor Anlage zu wenden, da die weichere Strickung immer außen ist. Zudem sollte er zunächst etwas über das Knie und dann wieder ein Stückchen heruntergezogen werden. Auf diese Weise liegt die Beinbehaarung unter dem Schlauchverband nicht »gegen den Strich«, was unangenehm für den Patienten sein kann.

Im ambulanten Bereich ist die Nutzung von wiederverwendbaren Schaumstoffbinden den nur einmalig zu nutzenden Wattebinden vorzuziehen. Schaumstoffbinden sind bei bis zu 95 °C waschbar und daher weniger kostenintensiv.

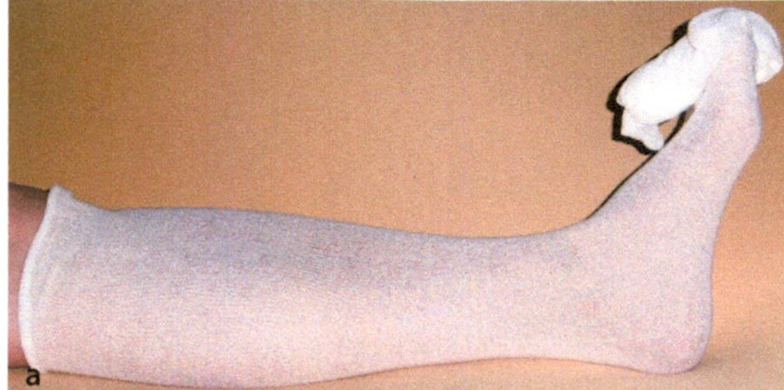
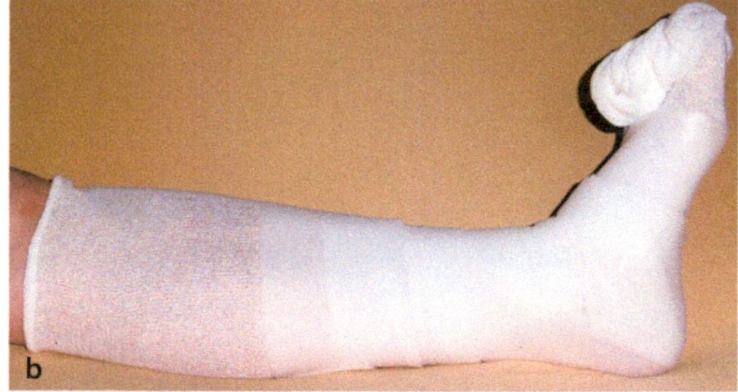
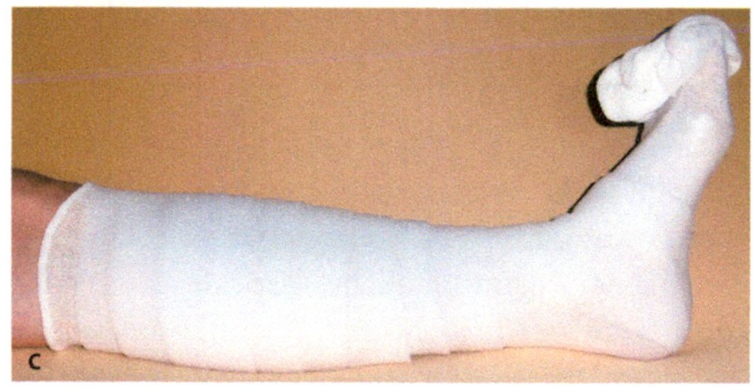

◘ **Abb. 11.5a–c** **a** Schlauchverband angezogen; **b** Beginn der Unterpolsterung; **c** fertige Unterpolsterung. (Fotos: Kerstin Protz)

11.3 Zehenbandagierung

Eine Zehenbandagierung verhindert Mazerationen in den Zehenzwischenräumen und eine Ödembildung. Eine Zehenbandagierung kommt bei Vorfußödemen z. B. bei lymphatischer Stauung zum Einsatz.

Die Zehenbandagierung erfolgt mit elastischen Mullbinden. Optimal ist eine 4 cm breite Binde. Alternativ kann auch eine 6 cm breite Binde verwendet werden. Diese wird zunächst komplett ab- und anschließend, doppelt gelegt, zu einer 3 cm breiten Binde aufgerollt. Nach zwei bis drei leichten Touren um den Vorfuß beginnt die Bandagierung am Großzeh. Danach folgt der Einschluss der weiteren Zehen unter lediglich leichtem Druck. Der kleine Zeh kann frei bleiben (◘ Abb. 11.6). Die abschließende Fixierung erfolgt mit Pflasterstreifen.

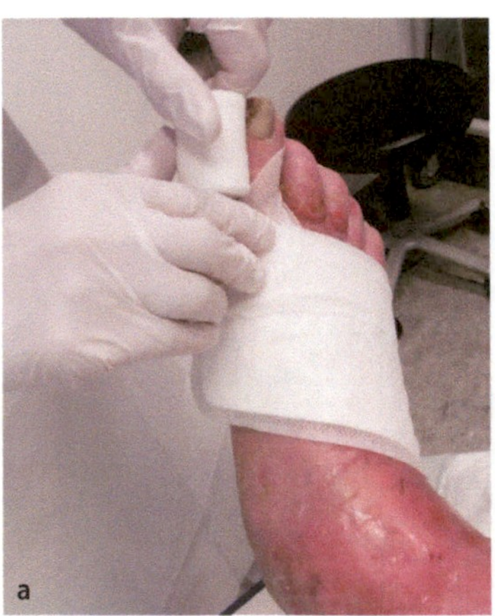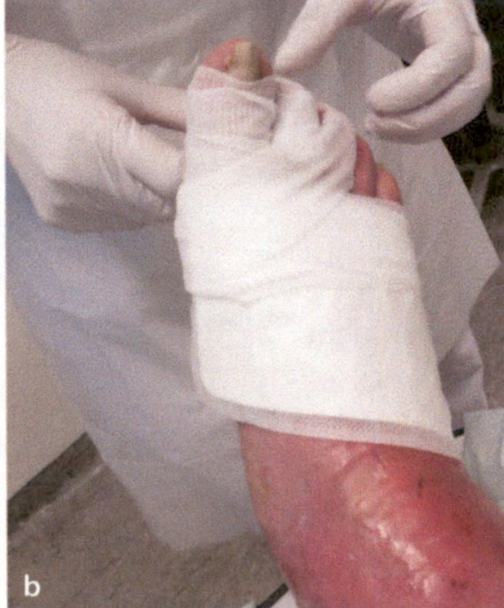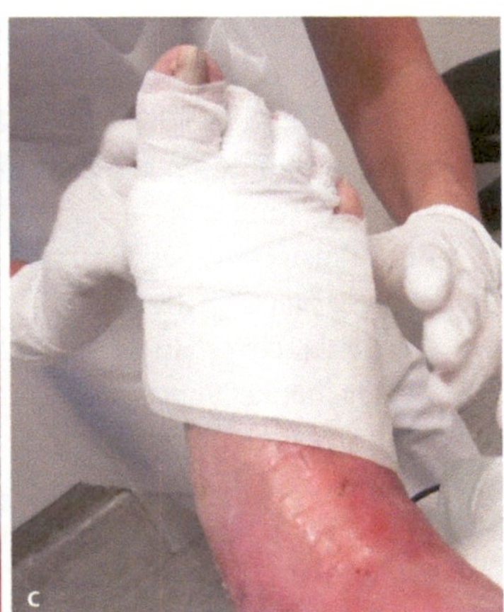

Abb. 11.6a–c Zehenbandagierung. (Fotos: Kerstin Protz)

11.4 Beispiele für Bandagierungstechniken – Pütter und Sigg

Generell sollte der Anwender für die Erstellung eines PKV die Bandagierungstechnik wählen, mit deren Anwendung er sicher vertraut ist. Oben beschriebene grundsätzliche Aspekte sind dabei immer zu berücksichtigen. Nachfolgend werden exemplarisch zwei im deutschsprachigen Raum verbreitete Techniken – nach Sigg und nach Pütter – beschrieben.

11.4.1 Kompressionsbandagierung nach Sigg

Der Schweizer Dr. Karl Sigg war Leiter der Poliklinik für Venenerkrankungen des Frauenspitals in Basel und als beratender Arzt für Venenerkrankungen am Kantonsspital in Liestal tätig. Er beschrieb Ende der 50er Jahre des letzten Jahrhunderts eine Art der Kompressionsbandagierung, die sich in den folgenden Jahrzehnten im deutschsprachigen Raum weit verbreitete.

Bei der Sigg-Technik werden je nach Beinumfang und -länge mindestens zwei Kurzzugbinden von unterschiedlicher Breite, in der Regel 8 und 10 cm, benötigt. Nach einer adäquaten Unter- und Abpolsterung (▶ Abschn. 11.2) beginnt die Bandagierung mit der schmaleren Binde am Großzehengrundgelenk. Die Binde wird nach zwei zirkulären

Touren mit ½ bis ⅔ Überlappung über den Fußrücken und dann in Richtung der Achillessehne geführt. Nach Einschluss des gesamten Fußes erfolgt eine Fersenverriegelungstour, dann setzt sich die Bandagierung mit kleinen, im Abstand von 1 cm überlappenden Touren bis zu dem unteren Ansatz der Wade fort. Durch diese mehrlagigen, zirkulär überlappenden Bindentouren entsteht, insbesondere in der Knöchelregion, ein sehr hoher Anlagedruck. Dann wird die zweite, breitere Kurzzugbinde in Achtertouren bis kurz unterhalb der Kniekehle angewickelt. Der Bindenabschluss wird mit Pflasterstreifen zweifingerbreit unterhalb der Kniekehle fixiert (**Abb. 11.7a**). Der anschließend über die gesamte Bandagierung gezogene Schlauchverband fixiert den fertigen PKV zusätzlich (**Abb. 11.7b**).

Abb. 11.8a–d zeigt eine Kompressionsbandagierung nach Sigg.

11.4.2 Kompressionsbandagierung nach Pütter

Gustav Pütter wurde 1907 geboren (gestorben 1977) und erkrankte bereits mit 16 Jahren an Lymphknotentuberkulose. Als Betroffener ließ er sich später als Heilpraktiker nieder und entwickelte seine 1952 erstmalig publizierte Technik für Kompressionsbandagierungen. Von der nach ihm benannten Gegenwickeltechnik gibt es mittlerweile diverse Variationen.

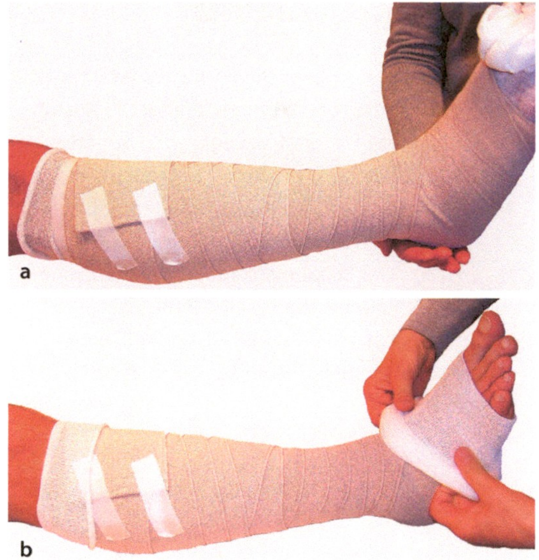

Abb. 11.7a,b **a** Sigg-Technik; **b** fertiger Sigg-Verband, Schlauchverband wird übergezogen. (Fotos: Kerstin Protz)

Für die Pütter-Bandagierung werden, je nach Beinumfang, mindestens zwei gleich breite Binden, in der Regel à 10 cm, verwendet. Nach einer adäquaten Unter- und Abpolsterung (▶ Abschn. 11.2) beginnt die Bandagierung am Großzehengrundgelenk. Das Grundprinzip des Pütter-Verbandes besteht darin, dass diese Binden gegenläufig angelegt werden. Dies bedeutet, eine Binde wird beispielsweise von außen nach innen und die andere dann darüber von innen nach außen geführt. Die zirkulären, sich halb überlappenden Bindentouren beginnen dabei jeweils am Großzehengrundgelenk. Der Bindenabschluss wird mit Pflasterstreifen zweifingerbreit unterhalb der Kniekehle fixiert (■ Abb. 11.9a). Der anschließend über die gesamte Bandagierung gezogene Schlauchverband fixiert den gesamten PKV zusätzlich (■ Abb. 11.9b).

■ Abb. 11.10a–d zeigen eine Kompressionsbandagierung nach Pütter.

Im Gegensatz zu der Sigg-Technik trägt der Pütter-Verband mehr auf, da zwei Binden inklusive Unterpolsterung am Fuß beginnen. Deshalb haben die Patienten oft Probleme mit der Passform ihrer gewohnten Schuhe.

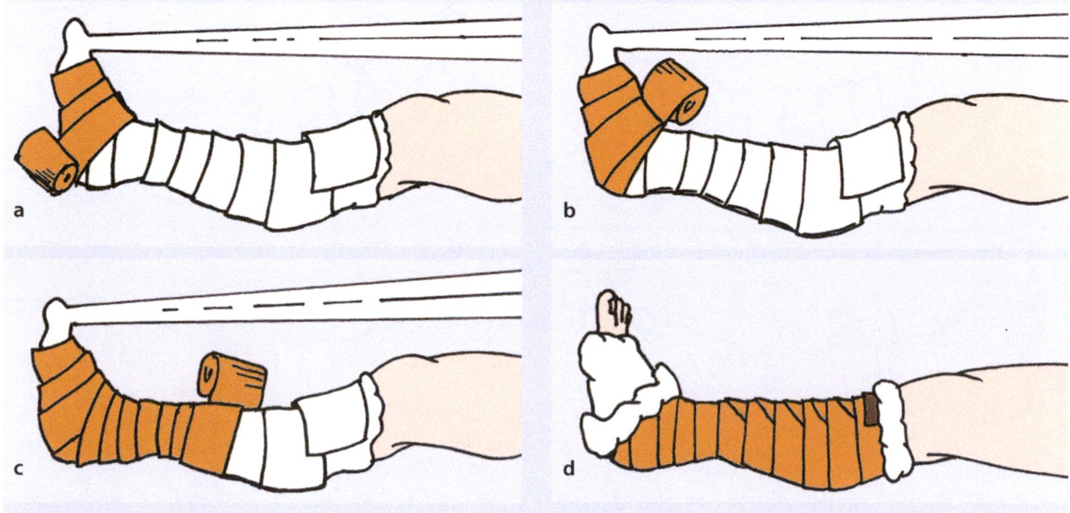

■ **Abb. 11.8a–d** Kompressionsbandagierung nach Sigg. **a** Die erste Binde (8 cm) beginnt auf der Unterpolsterung von innen nach außen am Großzehengrundgelenk; die Bindentouren überlappen sich jeweils um $1/2$ bis $2/3$ und werden konstant unter maximaler Dehnung (= kräftiger Zug) angelegt; **b** nachdem der Fuß umwickelt ist, erfolgt eine Fersenverriegelungstour unterhalb der Ferse in Richtung der Fußsohle; **c** im Anschluss werden kleine, zirkulär überlappende Bindentouren bis zu dem Wadenansatz angelegt; **d** ab dem Wadenansatz beginnt die zweite Binde (10 cm) und wird in Achtertouren bis zweifingerbreit unterhalb der Kniekehle hoch gewickelt und mit Pflasterstreifen befestigt. Für den Abschluss fixiert der über die Bandagierung gezogene Schlauchverband die Kompressionsversorgung. (Zeichnungen: Jan H. Timm, Hamburg)

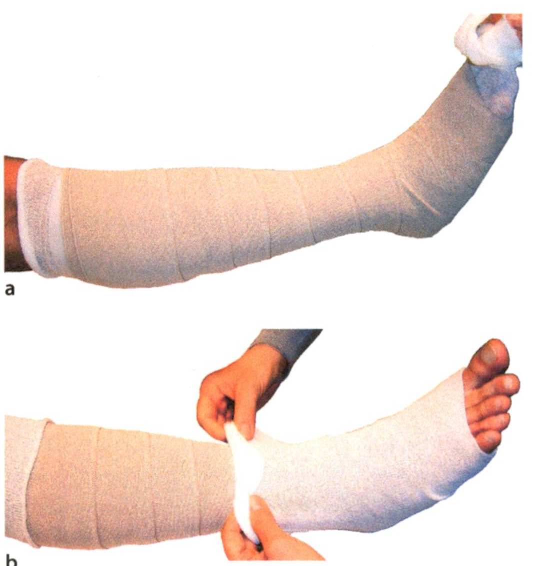

> **Tipp**
>
> Im Handel sind spezielle Fertigsets erhältlich, die alle Bestandteile bieten, die für die Ausführung eines PKV mit Kurzzugbinden benötigt werden. Solche Sets gibt es von mehreren Anbietern (▶ Kap. 23). Sie enthalten beispielsweise jeweils zwei Kurzzugbinden à 8 cm und à 10 cm, vier Schaumstoffpolsterbinden, eine Rolle Schlauchverband, eine Rolle Fixierpflaster, ggf. ein Wäschenetz und ggf. eine selbsthaftende Fixierbinde.

▣ **Abb. 11.9a,b a** Pütter-Verband; **b** fertiger Pütter-Verband. Schlauchverband wird übergezogen. (Fotos: Kerstin Protz)

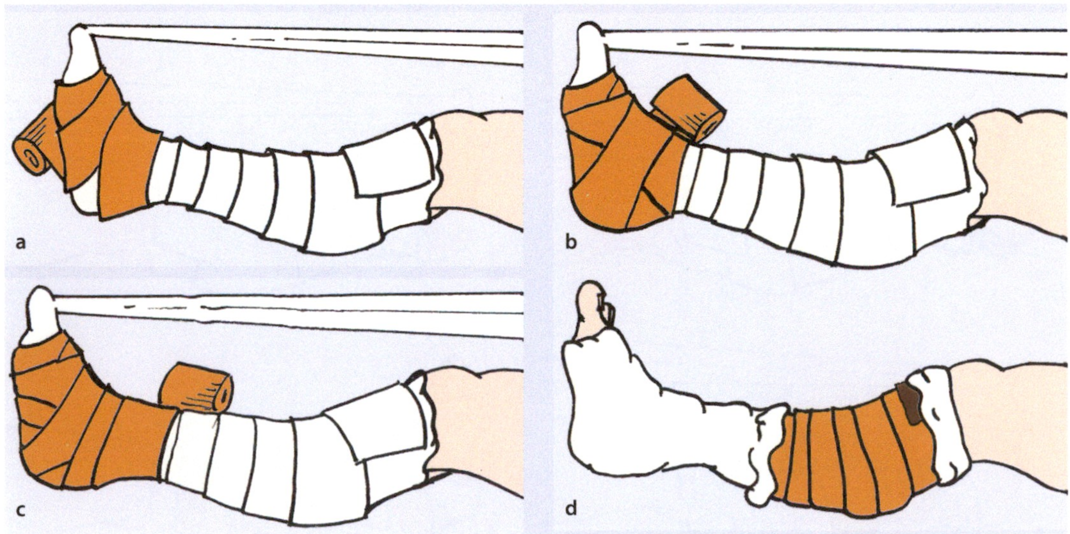

▣ **Abb. 11.10a–d** Kompressionsbandagierung nach Pütter. **a** Die erste Binde beginnt von innen nach außen am Großzehengrundgelenk. Die Binde wird dann konstant unter maximaler Dehnung, das heißt bei kräftigem Zug, über den Fußrücken in Richtung Achillessehne geführt und verläuft von dort im 45° Winkel über das Fußgewölbe. Dies ist der Beginn des Fersenschlosses; **b** Fertigstellung des Fersenschlosses. Die Binde wird dann um das obere Sprunggelenk geführt; **c** die Binde wird in $^1/_2$ oder $^2/_3$ überlappenden zirkulären Touren um das Bein hinauf gewickelt und endet zweifingerbreit unterhalb der Kniekehle. Dort fixieren Pflasterstreifen die Bandagierung; **d** die zweite Binde setzt nun an der Kleinzehe an und führt über den Fußrücken zum Großzehengrundgelenk, d. h., sie wird von außen nach innen, also gegenläufig, angelegt. Im Anschluss wird sie in gleicher Technik das Bein hinauf gewickelt und mit Pflasterstreifen befestigt. Für den Abschluss fixiert der über die Bandagierung gezogene Schlauchverband die Kompressionsversorgung. (Zeichnungen: Jan H. Timm, Hamburg)

Kompressionsdruckmessung

Kerstin Protz

K. Protz et al., *Kompressionstherapie,*
DOI 10.1007/978-3-662-49744-9_12, © Springer-Verlag Berlin Heidelberg 2016

Der tatsächlich erzielte Druck unterhalb einer Kompressionsversorgung ist entscheidend für den Erfolg der Maßnahme. Hierbei ist die Angabe eines spezifischen Drucks, beispielsweise »40 mmHg in der Knöchelregion«, nachvollziehbarer und somit nützlicher als die Verwendung relativer subjektiver Begriffe wie milde, leichte oder kräftige Kompression, die jeder anders versteht (▶ Abschn. 6.2). Druckmesssonden ermöglichen die punktuelle Erfassung des Drucks, der unterhalb einer Kompressionsversorgung besteht, und erlauben somit Rückschlüsse auf deren Effizienz. Bei manueller Bandagierung lässt sich der tatsächliche Anlagedruck nur schätzen. Hierbei kommt es auf die Erfahrung und die Fertigkeiten des Anlegers an, ob ein erwünschter Druck erzielt wird. Die Hersteller von medizinischen Kompressionsstrümpfen (MKS) geben durch die Angabe der jeweiligen Kompressionsklasse einen konkreten Hinweis auf die Zieldruckwertspanne. Bei den adjustierbaren Kompressionsbandagen wie JuxtaCures® oder auch bei Mehrkomponentensystemen mit visuellen Druckindikatoren wird optisch signalisiert, ob der therapierelevante Druck erreicht ist (▶ Abschn. 6.3.5). Die intermittierende pneumatische Kompressionstherapie (IPK) ermöglicht die exakte Einstellung des erwünschten Druckwerts (▶ Kap. 8).

12.1 Druckmessgeräte

Es gibt eine Vielzahl von Messgeräten für die Ermittlung des Drucks unterhalb einer Kompressionsversorgung. Eine Studie von 2006 listet über 20 verschiedene Modelle auf. Folgende Faktoren entscheiden über die Eignung eines Messgeräts für die Kompressionsdruckmessung:

- Die Sonde sollte dünn und flexibel sein.
- Die Sonde sollte geeignet sein, an verschiedenen Körperregionen zuverlässig Daten zu erheben.
- Die Sonde sollte über längere Zeit am Körper verbleiben können, ohne Hautschäden oder Schmerzen zu erzeugen.
- Das Gerät sollte auch bei Bewegung und über längere Zeit, also mehrere Tage, funktionieren.
- Verschiedene Sonden sollten gleichzeitig an verschiedenen Körperregionen einsetzbar sein.

- Das Gerät sollte einfach zu bedienen und leicht zu kalibrieren (eichen) sein.
- Das Gerät und die Sonden sollten einfach per Wischdesinfektion zu reinigen sein.
- Um eine gute Hautverträglichkeit zu gewährleisten, sollten die Materialien hypoallergen sein.

> **❗ Cave**
> **Obwohl die Sonden oft dünn und flexibel sind, können deren Schläuche relativ hart und dick sein und so Schmerzen und Hautschädigungen bis hin zu Druckstellen verursachen. Deshalb sollte der Übergang an der Ausleitung des Sondenkabels bei längerer Anwendung gut abgepolstert sein (◘ Abb. 12.3).**

In Deutschland sind insbesondere die Messgeräte Kikuhime® (Meditrade, Soro, Dänemark) und Pico-Press® (Microlab Elettronica, Padua, Italien) verbreitet. Beide Produkte ermitteln durch eine flache Sonde punktuell den Druck unterhalb der Kompressionsversorgung (◘ Abb. 12.1a,b u. ◘ Abb. 12.2).

Bei beiden Messgeräten ist der Drucksensor eine Luftkissensonde, die durch einen Schlauch mit einem Display verbunden ist. Die Sonde des Kikuhime®-Geräts verbleibt, wenn man eine Verlaufskontrolle machen möchte, im aktivierten Zustand unterhalb der Kompressionsversorgung. Auch die Pico-Press®-Sonde verbleibt dort, wird aber bei jeder Messung neu aktiviert. Eine elektronische Anzeige weist den tatsächlichen Wert aus und informiert somit den Anwender über die Effizienz der soeben erfolgten Maßnahme. Im Vergleich lieferte Pico-Press® die verlässlichsten und präzisesten Werte. Diese Geräte werden aktuell in Deutschland nicht regelmäßig genutzt. Dies kann an den Anschaffungskosten von ca. 300–700 Euro, je nach Gerät, an dem Zeitaufwand, die Sonde unterhalb der Kompressionsversorgung optimal zu platzieren, sowie an dem geringen Bekanntheitsgrad liegen.

12.2 Druckmesspunkt B1

Der Druck, der unterhalb einer Kompressionsversorgung besteht, sollte nicht über knöchernen Vorsprüngen, Sehnen oder direkt auf dem Knochen

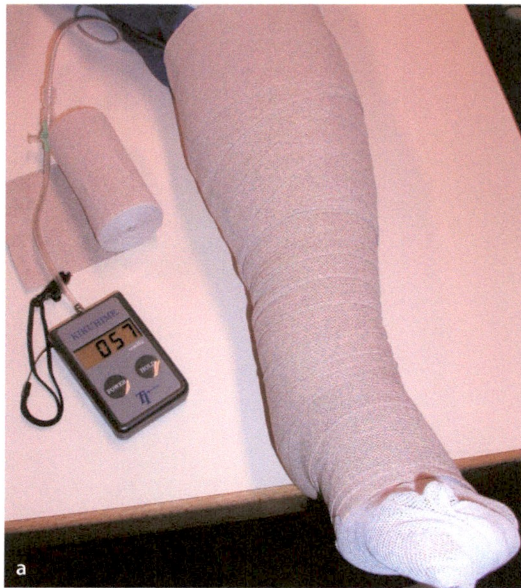

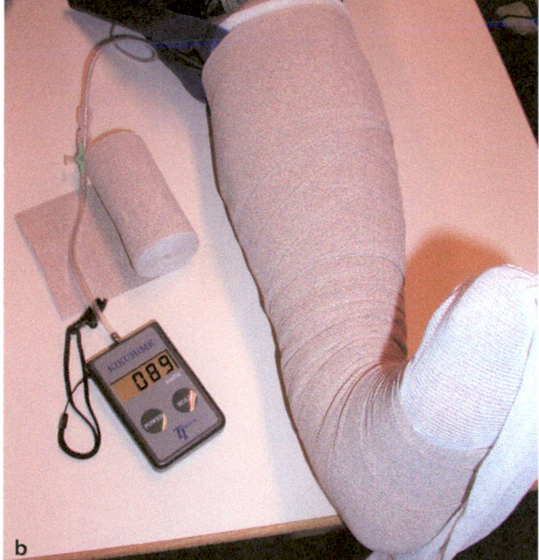

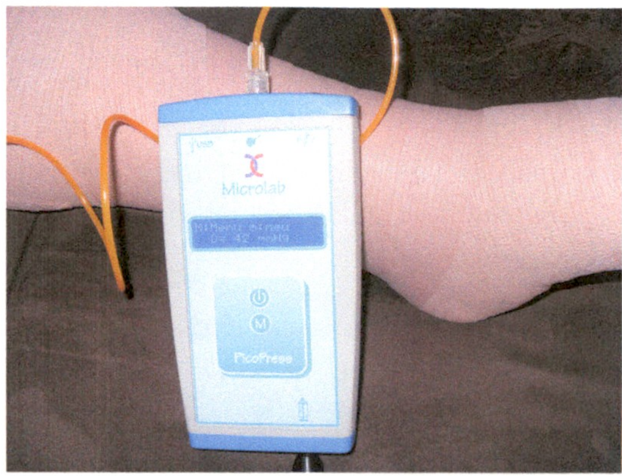

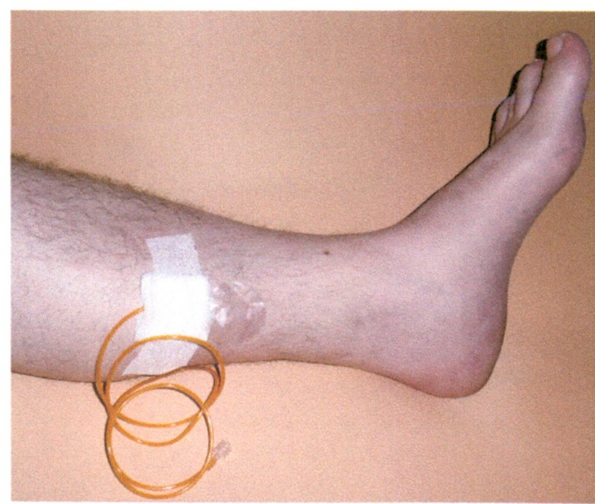

Abb. 12.2 Pico-Press-Ruhedruckmessung bei einem Mehrkomponentensystem. (Foto: Kerstin Protz)

Abb. 12.3 Pico-Press®-Sonde an B1-Messpunkt mit Abpolsterung. (Foto: Kerstin Protz)

Abb. 12.1a,b **a** Kikuhime-Messung Ruhedruck (Fuß entspannt); **b** Kikuhime-Messung Arbeitsdruck (Fuß angezogen). (Fotos: Kerstin Protz)

als Anlagepunkt für Messsonden bei der Ermittlung des Drucks unterhalb einer Kompressionsversorgung empfohlen (■ Abb. 12.3).

12.3 Druckmessung

Generell sollten bei einer Druckmessung sowohl Ruhe- als auch Arbeitsdruck ermittelt werden. Die meisten Druckmessgeräte zeigen den Wert visuell an, bei einigen muss das Ergebnis ausgedruckt werden, und manche Geräte verfügen über eine Schnittstelle für die digitale Erfassung. Zusätzlich zu dem Druckwert sollten folgende Angaben erhoben bzw. festgehalten werden:

gemessen werden. An diesen Körperregionen ist der Druck nicht zuverlässig zu ermitteln, da eine harte Fläche den Druckwert verfälschen kann. Die Hersteller von MKS definieren die Körperregion, an der die Achillessehne in den Wadenmuskel übergeht, als B1 (▶ Abschn. 6.3.3). Dieser Punkt liegt ca. 10 cm oberhalb des Innenknöchels und wird meist

- genaue Position der Sonde
- Bewegung bzw. Übung, die der Patient während der Messung ausführt
- Tageszeit
- zeitlicher Abstand zwischen Anlage der Kompression und Druckmessung

Für den Anwender, der in seiner Praxis die Anlage einer Kompressionsbandagierung kontrollieren möchte, reicht eine einfache Messung des Ruhedrucks aus.

> **Tipp**
>
> Die Messgeräte können eine Unterstützung sein, um den exakten Druck unterhalb einer Kompressionsbandagierung an den Patientenbeinen zu kontrollieren. Auch für Schulungszwecke sind diese Geräte sehr sinnvoll. Hierfür wird die Sonde innerhalb einer Anziehhilfe unterhalb der Kompressionsbandagierung angelegt. Nach Druckmessung ist sie mit der leicht gleitenden Anziehhilfe einfach unter der Bandagierung hervorzuziehen.

Materialpflege

Kerstin Protz

K. Protz et al., *Kompressionstherapie*,
DOI 10.1007/978-3-662-49744-9_13, © Springer-Verlag Berlin Heidelberg 2016

Einige Materialien, die bei der Kompressionstherapie genutzt werden, sind Einmalartikel, beispielsweise Mehrkomponentensysteme und Polsterwatte. Die meisten Produkte sind jedoch wiederverwendbar und bedürfen daher spezieller, angepasster Pflege. Ein sorgsamer Umgang mit den Kompressionsmaterialien verlängert ihre Haltbarkeit, garantiert ihre Funktion und sichert somit den Erfolg der Therapie. Aus hygienischen Gründen sollten diese, so wie Socken oder Unterwäsche, täglich gewechselt und gewaschen werden. Bei der Materialpflege sind grundsätzlich die jeweiligen Herstellerangaben zu beachten.

13.1 Strumpfpflege

Da die medizinischen Kompressionsstrümpfe (MKS) nur einmal pro Halbjahr verordnungs- und erstattungsfähig sind (▶ Kap. 18) bedürfen sie einer schonenden Pflege. MKS sind aus hygienischen Gründen täglich bei 30–40 °C zu waschen. Bei den Ulkus-Strumpfsystemen ist der Unterziehstrumpf, der direkt auf der Haut aufliegt, täglich zu wechseln und zu waschen. Die Strumpfpflege ist entweder per Handwäsche möglich oder erfolgt in der Waschmaschine im Feinwaschprogramm (Schonwaschgang), separat in einem Wäschenetz (◘ Abb. 13.1).

Für die Reinigung sollten Feinwaschmittel oder spezielle Strumpfwaschmittel genutzt werden. Vollwaschmittel, Weichspüler oder gar Haarshampoos greifen das Strumpfmaterial an, da sie Weichmacher wie Silikone und andere schädliche Bestandteile enthalten. Auch Chloren oder chemische Reinigung können das Strumpfmaterial schädigen. MKS mit Hafträndern dürfen nicht mit Lösungsmitteln behandelt werden, da diese die Haftränder angreifen und deren Haftfähigkeit reduzieren. Nach dem Waschen sind die MKS flachliegend auf einem Wäscheständer zu trocknen. Je nach Hersteller kann für manche Produkte ein Trocknen per Schonstufe im Wäschetrockner möglich sein. Generell ist die Nutzung von Wäschetrocknern, genau wie direkte Sonneneinstrahlung oder das Trocknen auf der Heizung, nicht angeraten. Diese Methoden können die Elastizität der Strümpfe mindern und eine eventuelle Beschichtung schädigen. Die Strümpfe dürfen nach dem Waschen weder ausgewrungen, gerubbelt, geknetet, noch nach dem Trocknen gebügelt werden. Treten an den MKS Defekte wie Laufmaschen oder Ziehfäden auf, sollte keine Eigenreparatur durch beispielsweise Stopfen erfolgen. In diesen Fällen ist eine direkte Kontaktaufnahme mit dem jeweiligen Fachhändler angebracht.

13.2 Bindenpflege

Das Material von Kurzzugbinden verliert nicht nur durch das Anlegen, sondern auch durch das Waschen an Festigkeit. Ausgeleierte Binden kommen nicht mehr für die Kompressionstherapie infrage und sind entsprechend auszutauschen. Kurzzugbinden sind in der Regel 10- bis 15-mal waschbar, bevor sie ihre Form verlieren, ihre Elastizität einbüßen und ausleiern. Die Wäsche erfolgt bei ≤ 95 °C. Für Waschmittel und Trocknung gelten unter Beachtung der jeweiligen Herstellerangaben dieselben Hinweise wie für MKS (▶ Abschn. 13.1). Im Gegensatz zu der Strumpfpflege sollten Kurzzugbinden nach dem Trocknen gebügelt werden, da sie durch die Wäsche faltig werden. Die getrocknete Binde sollte unter leichtem Zug aufgerollt werden, damit sie für den nächsten Einsatz optimal vorbereitet ist. Es ist einfacher, mit einer gut aufgerollten Binde den adäquaten Anlagedruck bei der Kompressionstherapie zu erzielen, als mit einer zu locker aufgewickelten Binde.

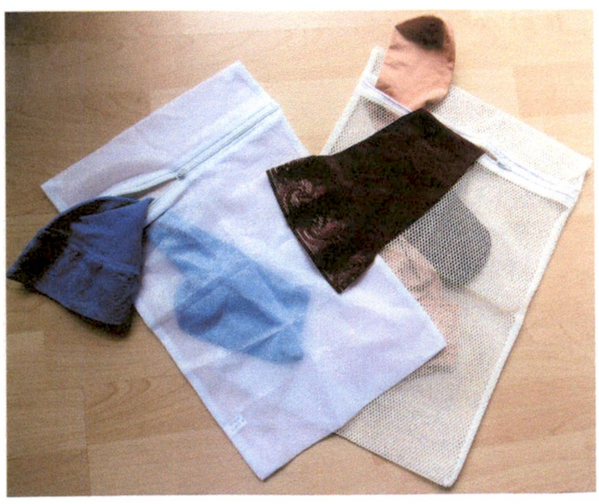

◘ **Abb. 13.1** Strümpfe im Wäschenetz. (Foto: Kerstin Protz)

> **Tipp**
>
> Bei jeder Kompressionsversorgung sollten ausschließlich frisch gewaschene Materialien oder neue Produkte zum Einsatz kommen!

13.3 Pflege von adaptiven Kompressionsbandagen

Diese Produkte sind bei 30 °C im Schonwaschgang in der Waschmaschine waschbar. Sie dürfen bei geringer Temperatur im Trockner getrocknet werden. Bügeln, Auswringen, Chloren und chemische Reinigung schädigen das Material. Adaptive Kompressionsbandagen sollten im Wäschenetz gewaschen werden, um zu verhindern, dass die Klettverschlüsse verfusseln oder andere Wäscheteile beschädigen. Handwäsche und tropfnasses Aufhängen verlängern die Lebensdauer des Produktes.

Risiken, Komplikationen und häufige Fehler bei der Kompressionstherapie

Kerstin Protz

K. Protz et al., *Kompressionstherapie*,
DOI 10.1007/978-3-662-49744-9_14, © Springer-Verlag Berlin Heidelberg 2016

Unsachgemäßes Bandagieren löst Schmerzen aus und kann die Ursache für Hautläsionen, Blasenbildung, Schnürfurchen, Gewebeschäden und sogar Nekrosen sowie Druckschäden an peripheren Nerven sein. Gründe können zu hohe oder unregelmäßige Anpressdrücke oder gar die Strangulation der Extremität sein. Diese Hautläsionen treten bevorzugt an Regionen mit Umfangveränderungen und den Knochenvorsprüngen, wie Sprunggelenk, Fibulaköpfchen, Fußrücken, Achillessehne und Tibiavorderkante, auf.

> ⊗ **Cave**
> **Indikationen für das sofortige Entfernen einer Bandagierung sind:**
> - **starke Schmerzen oder zunehmende Schmerzsymptomatik**
> - **starker Juckreiz oder zunehmender Juckreiz**
> - **Blau- oder Weißfärbung der Zehen**
> - **akute Bewegungseinschränkungen**
> - **Missempfindungen wie Kribbel- oder Taubheitsgefühle**
> - **Kurzatmigkeit, Schweißausbrüche**
> - **Fieber, Schüttelfrost**

Die potenziellen Nebenwirkungen einer Kompressionstherapie sollten jedem Anwender bekannt sein. Das Bein ist vor jeder Neuanlage einer Kompressionsversorgung sorgfältig auf relevante Veränderungen zu untersuchen. Hierzu gehören Hautveränderungen und -läsionen, Ein- und Abschnürungen, Druckstellen, Ödemveränderungen bzw. untypische Schwellungen. Zudem ist der Patient über Schmerzen, Erfahrungen und eventuelle Einschränkungen seiner Lebensqualität durch die Versorgung zu befragen.

> ❯ **Ein anfängliches Unbehagen, wie ein verstärktes Druck- oder Engegefühl, ist nach einer Neuanlage der Kompressionsversorgung nicht ungewöhnlich und lässt üblicherweise bei Bewegung innerhalb von kurzer Zeit nach.**

> ⊗ **Cave**
> **Insbesondere Patienten mit Sensibilitätsstörungen der Extremitäten, wie Neuropathie, haben ein erhöhtes Risiko für Komplikationen, da sie Schmerzen nur vermindert oder nicht mehr wahrnehmen.**

14.1 Hautkomplikationen

Die häufigsten Nebenwirkungen der Kompressionstherapie zeigen sich an der Haut des Patienten. Hierzu gehören unter anderem Trockenheit (Xerosis cutis), Schuppung (Squamae), Rötungen (Erythem), Einblutungen (Purpura) und Juckreiz (Pruritus). Letzterer kann zu Hautläsionen (Exkoriationen) führen, wenn der Patient sich verstärkt kratzt (◻ Abb. 14.1).

Die dichte Strickung, aber auch die Reibung der Kompressionsstrümpfe und -binden haben einen austrocknenden Effekt auf die Haut. Dies löst Schuppungen und Juckreiz aus, woraufhin der Patient an der Kompressionsversorgung reibt und sich kratzt. Ein Schlauchverband schützt die Haut vor Reibung des Bindenmaterials. Einen ähnlichen schützenden Effekt hat ein Unterziehstrumpf bei der Versorgung mit MKS.

Ekzeme an den Extremitäten können durch die Austrocknung auf den Bereich des Kompressionsverbands lokalisiert sein. Man spricht dann von Austrocknungs- oder astheatotischen Ekzemen. Wenn die Ekzeme über den Verband hinaus reichen und/oder sogar generalisieren, also sich auf den gesamten Körper ausdehnen, können allergische Kontaktekzeme vorliegen. In diesem Fall ist unbedingt eine allergologische Testung der eingesetzten Materialien in einem Epikutantest erforderlich. In Einzelfällen kann auch eine Pilzerkrankung (Mykose) vorliegen, die durch die Untersuchung von Hautschuppen gesichert werden kann. Die Therapie der Ekzeme sollte nicht als Eigentherapie, sondern nach der Sicherung der Diagnose durch einen Hautarzt erfolgen. Meist ist der kurzfristige

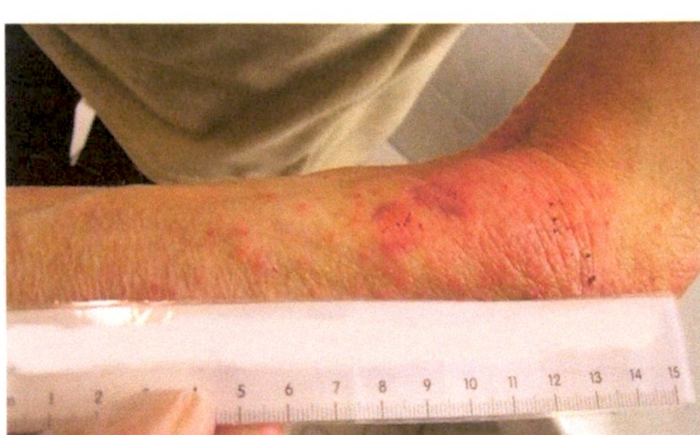

◻ **Abb. 14.1** Kratzspuren durch Juckreiz auf das Bindenmaterial. (Foto: Kerstin Protz)

Einsatz potenter topischer Kortisonpräparate sinnvoll. Eine unzureichende Therapie, beispielsweise mit frei verkäuflichen Präparaten, verzögert eine adäquate Abheilung.

❗ Cave

In Apotheken sind schwach wirksame Kortisonpräparate frei verkäuflich. Der regelmäßige Einsatz dieser meist unterdosierten Therapie ist nicht zu empfehlen. Beim Auftreten von Ekzemen sollte ein Dermatologe aufgesucht werden.

Eine adäquate Hautpflege beugt diesen Nebenwirkungen vor und sollte daher regelmäßig durchgeführt werden (▶ Abschn. 20.3). Zudem werden Schuppungen und Juckreiz gelindert. Neuere Entwicklungen bei Kompressionsstrümpfen widmen sich dem Tragekomfort und steigern somit die Patientenadhärenz. Von eingearbeiteten Keramikkapseln, die beim Tragen pflegende Stoffe abgeben, wird eine Linderung von Hautproblemen erwartet. Ein weiteres Beispiel sind Strümpfe, deren Fasern bereits mit Pflegestoffen angereichert sind, die allerdings nach einigen Wäschen neu aufgetragen werden müssen.

Tipp

Bei der Hautpflege ist zu beachten, dass die Salbe, Creme oder Lotion vor dem Anziehen der Kompressionsstrümpfe eingezogen ist, da das Strumpfmaterial nicht darauf gleitet und sogar geschädigt werden kann. Optimal wäre es, die Beine abends vor dem Zubettgehen einzucremen.

Eine adäquate Pflege und tägliches Waschen der Kompressionsstrümpfe und -binden sowie sorgfältige Körperhygiene verhindern, dass sich Bakterien und Pilze ansiedeln, die weitere Hautschädigungen auslösen können. Insbesondere bei starker Behaarung besteht das Risiko der Ausbildung von Haarbalgentzündungen (Follikulitis), typischerweise an den Tibiakanten. Unverträglichkeiten und Sensibilisierungen gegenüber dem Strumpf- oder Bindenmaterial zeigen sich häufig auf der Haut. Mögliche Hautreaktionen sind allergische Kontaktekzeme, die oft nicht durch das Material selbst, sondern

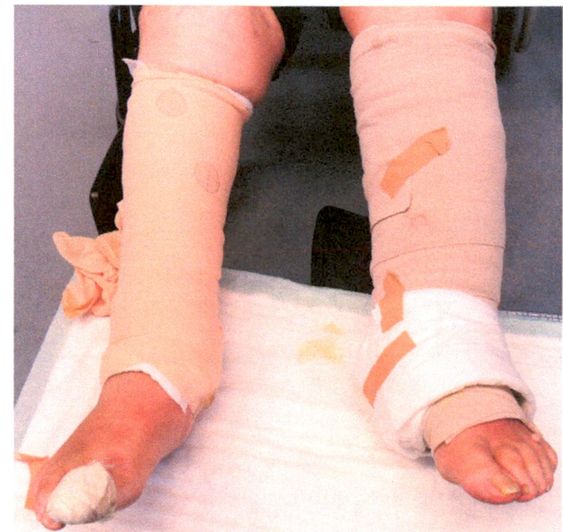

◻ Abb. 14.2 Unsachgemäße Kompressionsbandagierung. (Foto: Kerstin Protz)

durch dessen Inhaltsstoffe, beispielsweise Farbstoffe, ausgelöst werden. Bei Überempfindlichkeiten gegenüber dem Haftrand ist eine Umstellung der Versorgung auf Kniestrümpfe oder eine Strumpfhose zu erwägen. Eventuell können auch Schenkelstrümpfe ohne Haftrand, die mit Hüfthaltern fixiert werden, eine Alternative sein.

14.2 Komplikationen durch falsche Kompressionsanlage oder -passform

Ein falscher Sitz, eine falsche Größe oder eine unsachgemäße Anlage der Kompressionsversorgung (◻ Abb. 14.2) sind häufige Auslöser für Nebenwirkungen. Bei Kompressionsstrümpfen kann ein Vermessungsfehler vorliegen. In diesem Fall sind sie sofort zu reklamieren und auszutauschen (▶ Abschn. 18.1).

Insbesondere Druckstellen (◻ Abb. 14.3) bis hin zu einer Nekrosenausbildung (◻ Abb. 14.4a,b), Schnürfurchen und Ab-/Einschnürungen (◻ Abb. 14.5) können durch eine zu starke Kompressionswirkung, zu enge Kompressionsstrümpfe (◻ Abb. 14.6a,b) sowie eine mangelhafte oder nicht vorhandene Polsterung (◻ Abb. 14.7) entstehen. So kann beispielsweise auf Höhe des Fibulaköpfchens eine

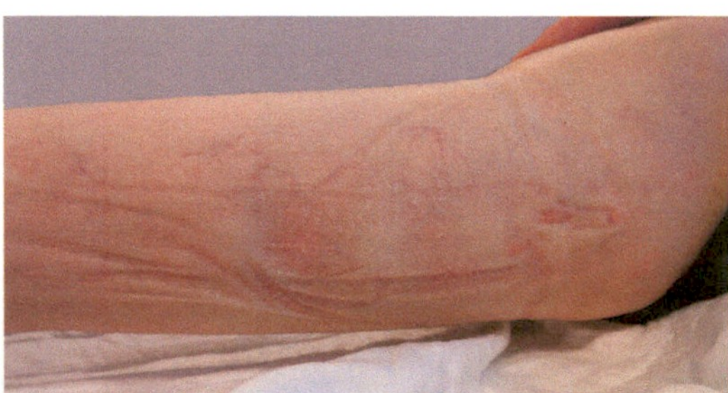

Abb. 14.3 Ein verkehrt herum und ohne Unterzieh-strumpf angelegter Reißverschlussstrumpf hat Druckstellen auf der Haut verursacht. (Foto: Kerstin Protz)

unsachgemäße Kompressionstherapie den Nervus peroneus lokal schädigen. Klinisches Anzeichen hierfür ist eine Fußheberschwäche. Schon kleine Falten, die dauerhaft auf das Bein einwirken, können erhebliche Schäden hervorrufen. Daher ist beim An-legen der Kompressionsstrümpfe grundsätzlich dar-auf zu achten, dass diese faltenfrei sitzen.

Häufig wird eine Bandagierung am Großzehen-grundgelenk zu locker gestartet. Folge sind Vorfuß-ödeme (■ Abb. 14.8) bis hin zur Ausbildung von Spannungsblasen (■ Abb. 14.9).

Bei der Anlage eines jeden phlebologischen Kompressionsverbandes ist die Ferse grundsätzlich mit einzubinden (■ Abb. 14.10).

Ansonsten besteht die Gefahr der Ausbildung sogenannter Fensterödeme. Zudem können Hautlä-sionen durch Scherkräfte entstehen (■ Abb. 14.11).

Oft wünschen sich die Patienten, dass die Ban-dagierung erst auf Höhe des Knöchels ansetzt, da sie ansonsten nicht in ihre gewohnten Schuhe passen (■ Abb. 14.12).

Dies birgt ein erhebliches Risiko, da die Gefahr von Stauung sowohl unterhalb als auch oberhalb des Knöchels besteht (■ Abb. 14.13). Individuelle Schuhtipps und weiterführende edukative Maßnah-men können dem Patienten die Akzeptanz einer adäquat angelegten Bandagierung, die am Großze-hengrundgelenk startet, erleichtern (▶ Kap. 21).

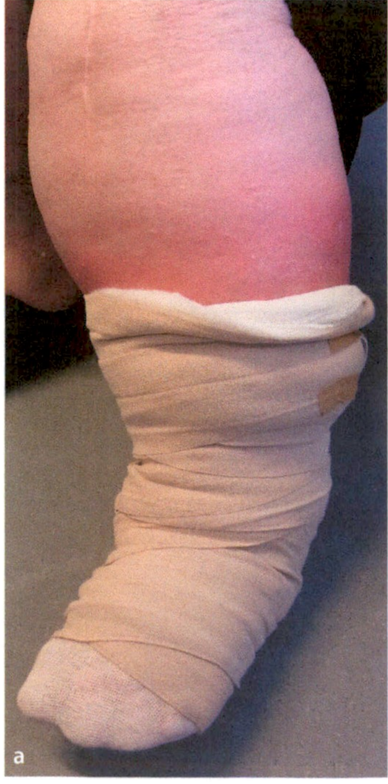

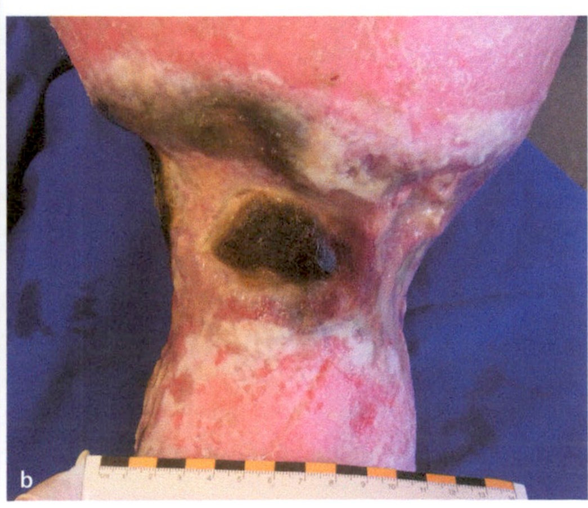

Abb. 14.4a,b Drucknekrosen durch eine unsachgemäße Kompressionsbandagierung bei einem Patienten von extern. Da die Umfangdifferenzen im Knöchelbereich nicht aufgepolstert wurden, hat sich im Verlauf die gesamte Versorgung dort zusammengeschoben (Fotos: Comprehensive Wound Center, Universitätsklinikum Hamburg-Eppendorf)

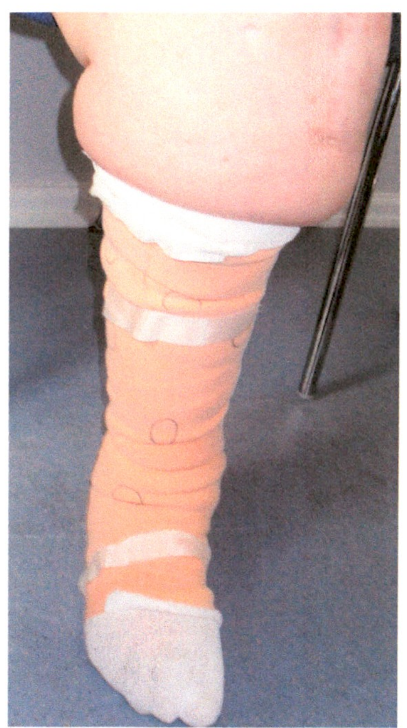

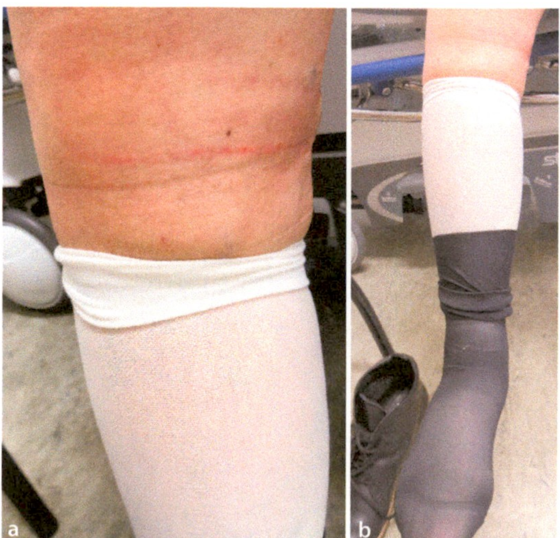

■ Abb. 14.5 Kompressionsversorgung mit einem Mehrkomponentensystem, die zu hoch ansetzte und zu weit von der Kniekehle entfernt beendet wurde. Dadurch sind massive sichtbare Ab- bzw. Einschnürungen entstanden. (Foto: Kerstin Protz)

■ Abb. 14.6a,b Ein zu kleiner Unterzieh-Kompressionsstrumpf hat Einschnürungen in der Kniekehle, am Spann und im Fesselbereich erzeugt. (Fotos: Kerstin Protz)

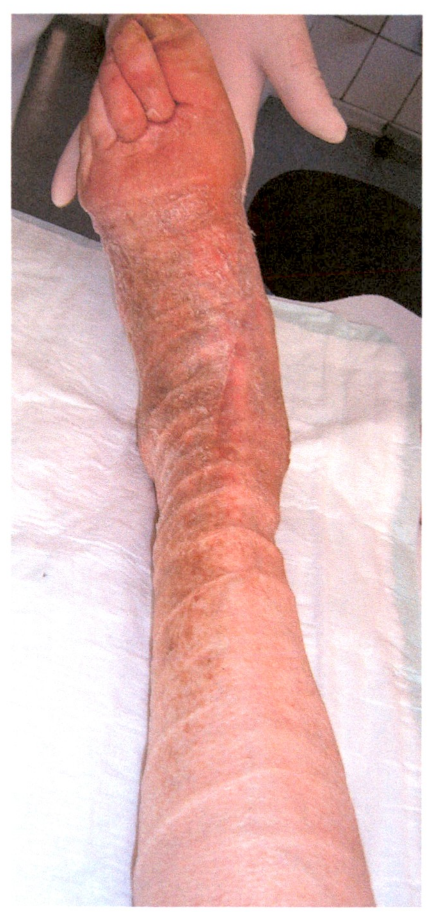

■ Abb. 14.7 Schnürfurchen durch fehlende Polsterung. Durch eine zu niedrig und locker angesetzte Kompressionsbandagierung hat sich im Vorfußbereich eine Stauung entwickelt. (Foto: Kerstin Protz)

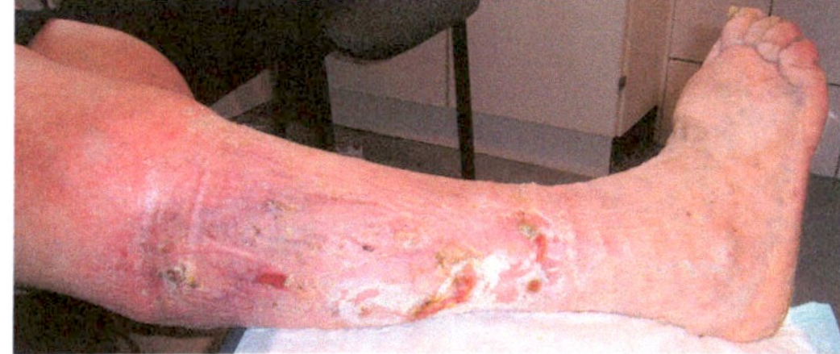

■ Abb. 14.8 Bandagierung am Großzehengrundgelenk zu locker begonnen und tief unterhalb der Kniekehle beendet. Dadurch ist eine erhebliche Stauung im gesamten Vorfußbereich und unterhalb des Knies entstanden. (Foto: Kerstin Protz)

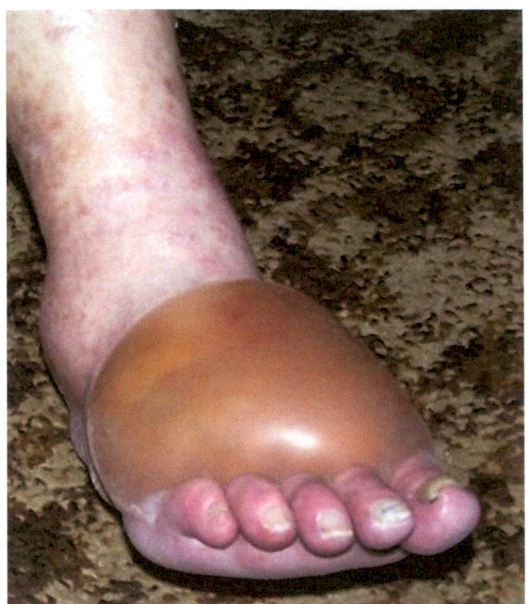

■ **Abb. 14.9** Spannungsblase und erhebliche Stauung durch zu locker angelegte Bandagierung am Vorfuß. (Foto: Kerstin Protz)

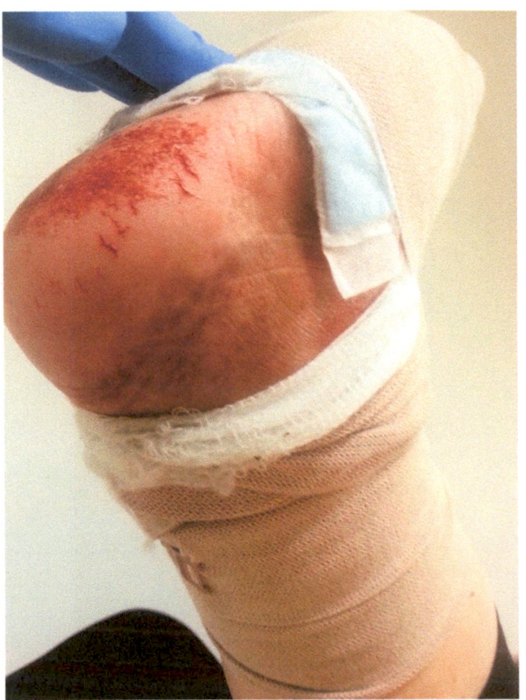

■ **Abb. 14.11** Kutane Einblutung an einer nicht mit komprimierten Ferse. (Foto: Barbara Temme, Berlin)

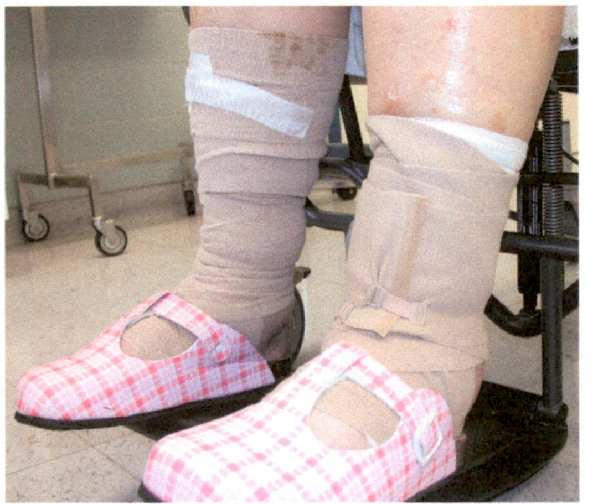

■ **Abb. 14.10** Falsch angelegte Kompressionsbandagierung. Die jeweils zu kurzen und nur mit einer Binde angelegten Bandagierungen schließen die Fersen nicht mit ein. Die verwendeten Fixierkrampen bergen zudem ein Verletzungsrisiko. (Foto: Bernd von Hallern, Stade)

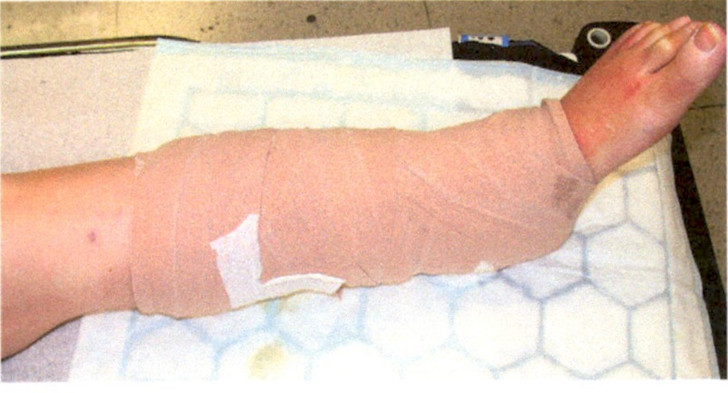

■ **Abb. 14.12** Falsch angelegte Kompressionsbandagierung am unteren Fuß- bzw. Knöchelbereich. Die Patientin hat einen gestauten Vorfuß und massiv gestauten Unterschenkel. (Foto: Bernd von Hallern, Stade)

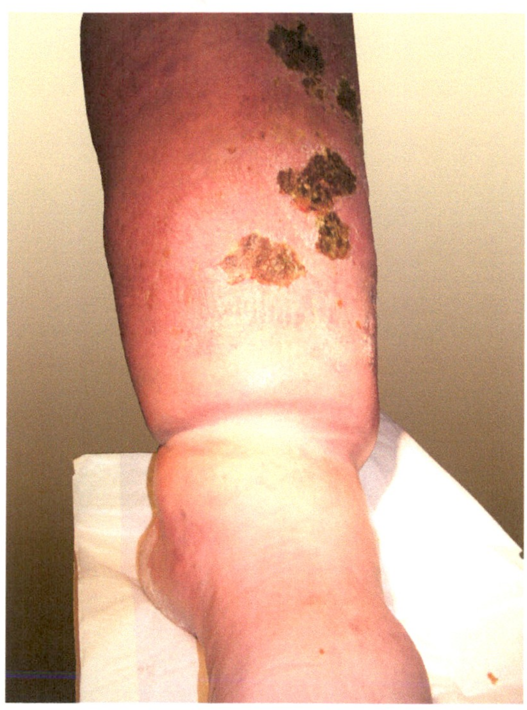

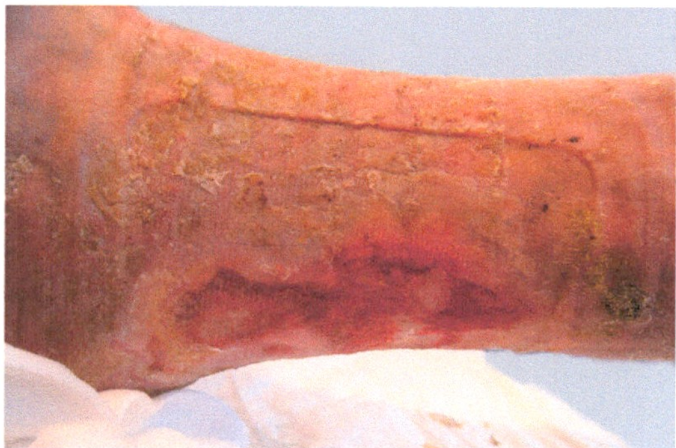

Abb. 14.14 Abdruck durch eine unterhalb der Kompressionsbandagierung applizierte Wundauflage. (Foto: Kerstin Protz)

Abb. 14.13 Eine am Knöchel angesetzte Kompressionsbandagierung hat dort eine Abschnürung und zudem erhebliche Ödeme am Fuß und im Unterschenkelbereich erzeugt. (Foto: Kerstin Protz)

14.3 Sonstige Komplikationen durch die Kompressionstherapie

Patienten berichten häufig von Einschränkungen, die sie durch die Kompressionstherapie erleben. Diese Erfahrungen sind unbedingt ernst zu nehmen, denn die Adhärenz gegenüber den Maßnahmen ist ein wesentlicher Faktor für den Erfolg der Kompressionstherapie. Es fällt Patienten schwer, eine Therapie zu akzeptieren, die Beschwerden bereitet. Schwitzen und unangenehmes Wärmegefühl sind häufige Begleiterscheinungen der Kompressionstherapie. Insbesondere in den wärmeren Monaten tun sich Patienten deshalb oft schwer, ihre Strümpfe oder Binden konsequent zu tragen. Da sich die Gefäße bei Wärme ausdehnen und sich der gestörte venöse Rückfluss zusätzlich verschlechtert, ist es allerdings gerade in den Sommermonaten notwendig, die Kompressionsversorgung konsequent zu tragen.

Die Wundauflage, die unterhalb der Kompressionstherapie bei bestehendem Ulcus cruris venosum zur Anwendung kommt, kann Auslöser für Hautkomplikationen sein. Deshalb ist bei der Auswahl von Wundauflagen zu beachten, dass diese möglichst weich sind und einen abgeflachten Rand haben, um keine zusätzlichen Abdrücke zu hinterlassen und möglicherweise Druckstellen zu provozieren (**Abb. 14.14**).

Eine sach- und fachgerechte Anlage beugt vielen Komplikationen vor und kann die Beschwerden, die eine Kompressionstherapie für den Patienten mit sich bringt, bereits im Vorfeld mindern. Wie oben genannte Beispiele veranschaulichen, sind sehr häufig die Fehler der Anwender ursächlich für diverse Nebenwirkungen. Die nicht adäquate Durchführung der Kompressionsversorgung gefährdet nicht nur den Erfolg der Therapie, sondern auch die Lebensqualität des Patienten und mindert somit seine Akzeptanz gegenüber den erforderlichen Maßnahmen.

Thromboseprophylaxe

Knut Kröger

K. Protz et al., *Kompressionstherapie*,
DOI 10.1007/978-3-662-49744-9_15, © Springer-Verlag Berlin Heidelberg 2016

Die Prophylaxe venöser Tromboembolien ist eine wichtige ärztliche und pflegerische Aufgabe bei allen Patienten mit operativen Eingriffen, Verletzungen oder akuten Erkrankungen. Ein eigenes Kapitel über die Prophylaxe bei der Kompressionstherapie ist in den aktuellen Leitlinien aber nicht aufgeführt. In diesem Kapitel wird die Indikation zu einer medikamentösen Prophylaxe vor dem Hintergrund der aktuellen S3-Leitlinie der Arbeitsgemeinschaft der Wissenschaftlichen Medizinischen Fachgesellschaften e. V. (AWMF) bewertet.

15.1 Mobiler Patient mit Kompressionsbandagierung bzw. -bestrumpfung

Die aktuelle AWMF S3-Leitlinie zur Prophylaxe der venösen Thromboembolie (VTE) (2009) schreibt allgemein:

» Bei allen Patienten mit operativen Eingriffen, Verletzungen oder akuten Erkrankungen soll das Risiko venöser Thromboembolien bedacht werden. *Evidenzstärke hoch*

» Die Indikationsstellung zur VTE-Prophylaxe soll individuell und risikoadaptiert erfolgen. *Evidenzstärke hoch*

Ein Ulcus cruris venosum (UCV) ist keine akute Erkrankung, sondern ein chronisches Krankheitsbild und ist damit von dieser Empfehlung nicht betroffen. Das Vorhandensein eines UCV ist per se keine Indikation für eine Thromboseprophylaxe. Andere Formen eines Ulcus cruris können durchaus Folge einer akuten Erkrankung sein. Dazu gehört z. B. das Pyoderma gangraenosum oder die Livedovaskulopathie. In diesen Fällen kann die Grunderkrankung bzw. ihre Behandlung durchaus eine Thromboseprophylaxe notwendig machen.

Zur Immobilisation der unteren Extremität im Zusammenhang mit Eingriffen an Sprunggelenk oder Fuß heißt es in der genannten AWMF S3-Leitlinie:

» Patienten mit operativ versorgten Verletzungen der Knochen und/oder mit fixierenden Verbänden, d. h. immobilisierenden Hartver-

bänden oder gleich wirkenden Orthesen an der unteren Extremität sollten neben Basismaßnahmen eine medikamentöse VTE-Prophylaxe erhalten. *Evidenzstärke mäßig*

» Die medikamentöse Prophylaxe soll bis zur Entfernung des fixierenden Verbandes bzw. bis zum Erreichen einer Teilbelastung von 20 kg und einer Beweglichkeit von 20° im oberen Sprunggelenk durchgeführt werden. *Evidenzstärke mäßig (Expertenkonsens)*

Patienten mit UCV sind primär nicht immobil, und die für die Ulkusheilung indizierte Kompressionsbandagierung bzw. -bestrumpfung ist kein fixierender Verband. Diese Versorgungen erlauben eine volle Belastung und eine weitgehend normale Bewegung im oberen und unteren Sprunggelenk. Außerdem soll der Patient angehalten werden, mit der jeweiligen Kompressionsversorgung zu laufen, um das Wechselspiel von Ruhe- und Arbeitsdruck für die Entstauung zu nutzen. Die Ausnahme können Zinkleimverbände sein, die je nach Dicke der angelegten Schichten die Sprunggelenksbeweglichkeit einschränken. Ein weitgehend immobilisierender Zinkleimverband sollte an eine Thromboseprophylaxe denken lassen.

Medizinische Thromboseprophylaxestrümpfe (MTPS) und die intermittierende pneumatische Kompressionstherapie (IPK) gehören zu den physikalischen Maßnahmen der Thromboseprophylaxe. In der Leitlinie heißt es:

» Zu den physikalischen Maßnahmen gehören vor allem medizinische Thromboseprophylaxestrümpfe (MTPS) und intermittierende pneumatische Kompressionsmaßnahmen (IPK).

» Basismaßnahmen sowie physikalische Maßnahmen sollen eine indizierte medikamentöse VTE-Prophylaxe nicht ersetzen. *Evidenzstärke mäßig*

Auch wenn MTPS und medizinische Kompressionsstrümpfe (MKS) sich in ihrer Indikation vollständig unterscheiden – MTPS sind nur für immobile Patienten, MKS sind nur für mobile Patienten –, führen sie beide zu einer Reduktion des venösen Gesamtquerschnitts und zu einer Beschleunigung des venösen Blutflusses. Das Anlegen einer Kompressionsbandagierung bzw. das Tragen von MKS ist damit eher als eine thromboseprophylaktische Maßnahme anzusehen als eine das Thromboserisiko erhöhende Maßnahme. Allerdings kann man sich in Fällen, in denen unabhängig vom UCV eine Thromboseprophylaxe indiziert ist, nicht allein auf die prophylaktische Wirkung der Kompression verlassen, sondern muss eine medikamentöse VTE-Prophylaxe einleiten.

Zusammenfassend heißt dies, dass bei einem mobilen Patienten mit einem chronischen UCV eine medikamentöse Thromboseprophylaxe nicht indiziert ist.

15.2 Chirurgische Therapie des Ulcus cruris venosum

Wenn bei Patienten mit UCV lokale operative Maßnahmen zur Therapie des UCV durchgeführt werden, ist das individuelle Risiko für eine Thrombose zu berücksichtigen. In der genannten Leitlinie heißt es:

» Das individuelle Risiko setzt sich aus expositionellen und dispositionellen Risikofaktoren zusammen.

» Das expositionelle Risiko ist durch Art und Umfang eines operativen Eingriffs oder Traumas bzw. einer akuten Erkrankung mit Immobilisation charakterisiert. Das dispositionelle Risiko umfasst angeborene und erworbene personenbezogene Faktoren.

» Beide Aspekte sollen bei der Einschätzung des individuellen VTE-Risikos berücksichtigt werden. *Evidenzstärke hoch*

Lokale operative Maßnahmen zur Therapie des UCV beinhalten beispielsweise die Varizenchirurgie, das Shaving (tiefgreifende Entfernung von sklerotischem Gewebe) und die plastische Deckung mittels Mesh-graft. Diese Maßnahmen sind kleine operative Eingriffe, die für sich keine medikamentöse Prophylaxe notwendig machen (geringes expositionelles Risiko). Die Varizenchirurgie wird vielfach ambulant durchgeführt, und der Patient ist

schnell wieder mobil. Da es aber ein Eingriff am Gefäßsystem ist, hat sich eine einmalige Gabe, evtl. auch über die ersten 2–3 Tage, eines niedermolekularen Heparins als Standard durchgesetzt.

Führt das Shaven oder die Anlage einer Meshgraft zu einer postoperativen Immobilisation, ist, wie bei allen anderen chirurgischen Eingriffen, an eine medikamentöse Thromboseprophylaxe zu denken. Insbesondere Patienten mit Zustand nach einer venösen Thromboembolie in der Anamnese oder mit thrombophilen Hämostasedefekten oder einem Tumorleiden haben ein deutlich erhöhtes Thromboserisiko. In diesen Fällen reichen die zusätzlich angelegten Kompressionsbandagierungen bzw. MKS zur Thromboseprophylaxe nicht aus.

> 1. **Das Anlegen einer Kompressionsbandagierung oder das Tragen von MKS bei einem mobilen Patienten mit einem chronischen UCV ist keine Indikation für eine medikamentöse Thromboseprophylaxe.**
> 2. **Bei anderen akut auftretenden Ulzera, z. B. Livedovaskulopathie, kann die Grunderkrankung eine medikamentöse Thromboseprophylaxe notwendig machen.**
> 3. **Bei operativen Maßnahmen am Bein zur Therapie des UCV (Varizenchirurgie, Shave-OP, Mesh-graft) ist, wie bei jedem anderen operativen Eingriff, das individuelle Risiko abzuwägen. Dabei kommt der postoperativen Immobilisation und den patienteneigenen Risikofaktoren (Zustand nach Thrombose, bekannte Gerinnungsdefekte, Tumorleiden) eine große Bedeutung zu.**

15.3 Medizinische Kompressionsstrümpfe (MKS)

Medizinische Kompressionsstrümpfe (MKS) dienen der Versorgung ambulanter Patienten mit Venenschädigungen oder werden nach venenchirurgischen Eingriffen wie z. B. Venenstripping eingesetzt. Sie sind für die Langzeitanwendung ausgelegt und über ein ärztliches Rezept über Sanitätshäuser und Apotheken zu beziehen. MKS müssen exakt angemessen werden und werden bei speziellen Beinumfängen patientenspezifisch als Maßanfertigung hergestellt. Ein kontinuierlicher Kompressionsverlauf, der von distal nach proximal abnimmt, sorgt für die geforderte medizinische Wirkung. Der jeweilige Anwendungsbereich der MKS definiert sich über den Kompressionsdruck an der Fessel und ist gemäß RAL GZ 387 in vier Kompressionsklassen (KKL) eingeteilt, von einer leichten Kompression mit 18–21 mmHg in KKL I bis zu einer sehr kräftigen Kompression mit mindestens 49 mmHg in der KKL IV (▶ Abschn. 6.3.5). Im Gegensatz zu Thromboseprophylaxestrümpfen werden MKS von Patienten nur tagsüber getragen und während der Nacht ausgezogen.

15.4 Medizinische Thromboseprophylaxestrümpfe (MTPS)

Medizinische Thromboseprophylaxestrümpfe (MTPS) sind rundgestrickte und nahtlose Strümpfe. Sie bewirken eine Reduzierung des Querschnitts der Venen, eine Beschleunigung des venösen Rückstroms und verbessern die Funktion der Venenklappen. Aufgrund dieser Wirkungsweisen dienen MTPS der Prävention der Thromboembolie bei liegenden Patienten. MTPS werden in verschiedenen Größen und in unterschiedlichen Ausführungen angeboten. So gibt es knielange und oberschenkellange Strümpfe sowie Strümpfe mit Hüftbefestigung. Meist stehen drei Standardumfanggrößen zur Verfügung, die sich über unterschiedliche Fessel-, Waden- und Oberschenkelumfänge definieren. Für die unterschiedlichen Beinlängen der Patienten bieten einige Hersteller zudem in jeder Umfanggröße noch zwei bis drei Längengrößen an.

Lymphödem und Lymphtherapie

Knut Kröger

K. Protz et al., *Kompressionstherapie*,
DOI 10.1007/978-3-662-49744-9_16, © Springer-Verlag Berlin Heidelberg 2016

16.1   Einleitung

Das Lymphödem ist ein eigenständiges klinisches Erkrankungsbild. Ein Lymphödem ist immer Folge einer primären oder sekundären Störung des Lymphtransports. Angeborene Fehlanlagen des Lymphgefäßsystems (Aplasie, Atresie, Agenesie) sind als primäre Ursachen anzusehen. Allerdings zeigt nur ein geringer Anteil der Patienten mit solchen angeborenen Fehlanlagen schon bei der Geburt ein kongenitales Lymphödem. Viel häufiger dekompensiert der Lymphtransport in den ersten Lebensjahren oder im frühen Erwachsenenalter, sodass man dann von einem Lymphödema praecox (vor dem 35. Lebensjahr) bzw. tarda (nach dem 35. Lebensjahr) spricht. Die weitaus häufigste sekundäre Ursache des Lymphödems in Deutschland ist die traumatische, iatrogene oder entzündliche Schädigung des Lymphgefäßsystems.

16.2   Klinische Einteilung

Für die Einteilung des Lymphödems in Stadien ist bei der klinischen Untersuchung die Schwere des Ödems, die Reversibilität des Ödems und der sekundäre Gewebeumbau zu beurteilen (◻ Tab. 16.1). Die Schwere des Ödems ist anhand des Stemmer-Zeichens, sichtbarer Hautlymphgefäße und einer charakteristischen Hautfaltenbildung zu bewerten (◻ Abb. 16.1). Ein Gewebeumbau ist durch eine Gewebeinduration und eine Papillomatose der Haut gekennzeichnet.

Für das Stadium III ist in der Literatur unter anderem der Begriff »Elephantiasis« aufgeführt. Auch wenn dieser Begriff Eingang in die medizinische Literatur gefunden hat, ist er diskriminierend. Er sollte nach Ansicht der Autoren daher heute nicht mehr verwendet werden.

So einfach wie die Beurteilung eines klassischen Lymphödems ist, so schwierig ist die Einstufung von Mischformen. Das Lipödem und das Phlebödem zeigen im fortgeschrittenen Stadium Merkmale des Lymphödems, und die klare Abgrenzung ist ohne Kenntnis des gesamten Krankheitsverlaufs häufig nicht möglich. Bei beiden Erkrankungsformen ist der Lymphfluss kompensatorisch erhöht. Nimmt die Lymphlast mit fortschreitender Erkrankung zu oder fallen im Rahmen einer Entzündung, eines Traumas oder einer Ulkusbildung vermehrt Eiweiße an oder kommt es durch die Fibrosierung bei der Dermatoliposklerose zu direkten Schäden an den Lymphgefäßen, dekompensiert das Lymphgefäßsystem. Es entwickelt sich zusätzlich zu der Grunderkrankung ein Lymphödem.

Ein häufiges sekundäres Problem stellen Fuß- und Nagelmykose bei Patienten mit Lymphödem dar. Die Mykose per se ändert nichts an der Stadieneinteilung, ist aber eine therapeutische Crux. Die Nagelmykose gilt es mikrobiologisch zu sichern, da auch der Lymphstau selbst zu Verfärbungen der Nägel führen kann.

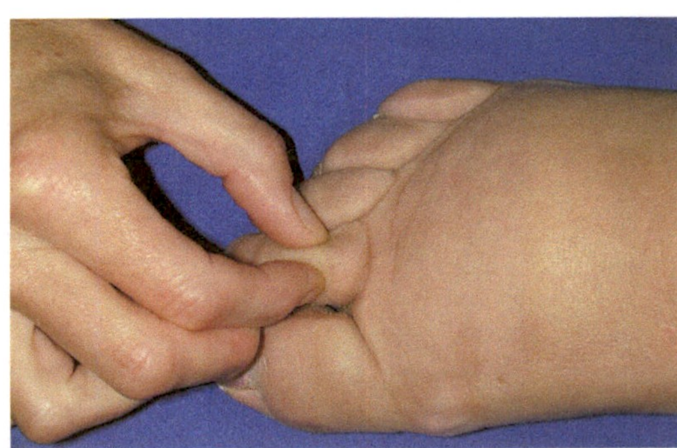

◻ **Abb. 16.1** Beim Lymphödem lässt sich bei der klinischen Untersuchung an den Grundgelenken der 2. und 3. Zehe bereits relativ früh die Haut nicht als Falte abheben. Dies bezeichnet man nach dem französischen Phlebologen Robert Stemmer als positives Stemmer-Zeichen. (Foto: Knut Kröger)

◻ **Tab. 16.1** Mögliche Stadieneinteilung des Lymphödems. Die Übergänge sind fließend

Stadium 0	Zufallsbefund, keine Schwellung, aber pathologisches Lymphszintigramm
Stadium I	Ödem von weicher Konsistenz, über Nacht rückläufig, Hochlagern reduziert, Schwellung
Stadium II	Nur wenig dellbares Ödem mit sekundären Gewebeveränderungen, Hochlagern ohne Wirkung
Stadium III	Verunstaltende harte Schwellung, häufig lobuläre Form mit typischen Hautveränderungen

16.3 Diagnostik

Die Diagnostik des Lymphödems ist heute in der Regel darauf ausgerichtet, andere Ödemursachen auszuschließen. Die direkte Bildgebung und Messung der lymphatischen Transportkapazität ist in den Hintergrund gerückt. Dies begründet sich darin, dass selbst bei Nachweis der lymphatischen Fehlanlage bzw. einer sekundären Obstruktion des Lymphgefäßsystems therapeutisch rekonstruktive Maßnahmen den Patienten nicht angeboten werden können. Bei den Laboruntersuchungen zum Ausschluss anderer Ödemursachen steht die Beurteilung der Nieren- und Schilddrüsenfunktionsparameter sowie der Plasmaeiweiße im Vordergrund.

Ein hilfreiches Zeichen für die klinische Diagnose des Lymphödems ist das Stemmer-Zeichen. Robert Stemmer ist ein französischer Phlebologe, der bereits in den 1970er-Jahren beschrieben hat, dass sich bei Patienten mit einem Lymphödem die Haut über den Grundgelenken des 2. und/oder 3. Zehs verdickt und erschwert abheben lässt. Allerdings beweist das Stemmer-Zeichen kein Lymphödem, sondern kann nur auf eine lymphatische Abflussstörung hinweisen. Wie bereits zuvor erwähnt, findet sich auch bei der fortgeschrittenen CVI oder dem fortgeschrittenen Lipödem eine lymphatische Abflussstörung, die zu einem positiven Stemmer-Zeichen führen kann.

16.4 Therapie des Lymphödems

Die Therapie des Lymphödems hat die Verbesserung des Lymphabflusses, die Erweichung von bereits vorhandenen fibrosklerotischen Gewebeveränderungen und die Reduktion einer Bindegewebevermehrung zum Ziel. Je weniger ausgeprägt das Lymphödem und die Gewebeveränderungen sind, desto besser sind die Therapieziele zu erreichen. Die Unkenntnis über die Therapieziele führt dazu, dass gerade in den Frühstadien eines Lymphödems häufig ganz auf eine Therapie verzichtet oder diese aus Gründen des Budgets frühzeitig wieder eingestellt wird. Das andere Problem ist die Kontinuität der Therapie. Jede Unterbrechung der komplexen Entstauung begünstigt die Ödembildung.

Je ausgeprägter das Lymphödem bzw. der Gewebeumbau sind, desto schlechter sind die Therapieergebnisse. Nur eine adäquate Ödemtherapie kann aber eine weitere Verschlechterung bis hin zur kompletten Einsteifung der Extremität verhindern. Mögliche Funktionsdefizite der Gliedmaßen schwächen die Muskelpumpen und erschweren damit den Flüssigkeitstransport zusätzlich. Da in solch fortgeschrittenen Ödemstadien die Therapieergebnisse für den Patienten häufig kurzfristig nicht klar erkennbar sind, besteht das größte Problem darin, dass die Therapie zu früh wieder eingestellt wird.

> **Patienten mit einem bekannten kompensierten Lymphschaden müssen lebenslang eine weitere Schädigung des Lymphsystems vermeiden, um ein Lymphödem zu verhindern. Patienten mit einem nicht rekompensierbaren Lymphödem brauchen lebenslang eine entstauende Therapie.**

16.4.1 Komplexe physikalische Entstauung

Die Basistherapie eines Patienten mit einem Lymphödem besteht aus manuellen Lymphdrainagen, Kompressionsbandagierungen, medizinischen Kompressionsstrümpfen, entstauenden Bewegungsübungen und einer angepassten Hautpflege. Diese Maßnahmen führen aber nur dann zu einem Erfolg, wenn sie im Sinne der komplexen physikalischen Entstauungstherapie (KPE) aufeinander abgestimmt sind (◘ Abb. 16.2).

> **Die Therapie beginnt mit einer intensiven manuellen Lymphdrainage und einer direkt anschließenden Kompressionsbandagierung, um die rückgestaute eiweißreiche Ödemflüssigkeit zu mobilisieren, die Bindegewebevermehrung zu reduzieren und die Extremität vor Anpassung der Kompressionsbestrumpfung maximal zu entstauen. Wenn diese Phase beendet ist, erfolgt die Anpassung der Kompressionsbestrumpfung in der Kompressionsklasse II bis III und die schrittweise Verlängerung der Intervalle der Lymphdrainage auf das notwendige Maß.**

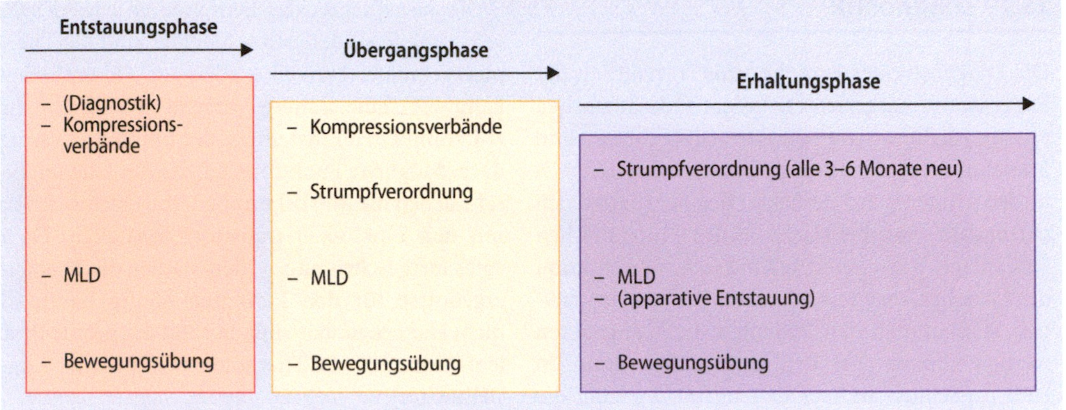

Abb. 16.2 Bei der komplexen physikalischen Entstauungstherapie für die Behandlung eines Lymphödems müssen verschiedene Phasen der Therapieintensität unterschieden werden. Außerdem müssen die Durchführung der manuellen Lymphdrainage, die Anlage der Kompressionsverbände und das Anpassen der Kompressionsstrümpfe/-ärmel gut aufeinander abgestimmt werden

16.4.2 Lymphdrainage

Die Lymphdrainage ist eine leicht ausstreichende Massage, die entlang der Lymphwege erfolgt. Sie soll die Lymphgefäße zu Kontraktionen stimulieren und den Transport der eiweißreichen Lymphflüssigkeit fördern.

Am Anfang steht die initiale Entstauungsphase. Die Intensität kann abhängig vom Befund ambulant 2- bis 3-mal pro Woche oder stationär 2-mal am Tag erfolgen. Sie kann beendet werden, wenn es nicht möglich ist, eine weitere Reduktion des Umfangs zu erzielen (meistens nach 3–6 Wochen). Die regelmäßige Dokumentation der Extremitätenumfänge durch den Lymphtherapeuten ist notwendig und für die Sicherung der Qualitätskontrolle gefordert. Die entstauenden Verbände sind als mehrschichtige Lagenverbände aus kurzzugelastischen Binden direkt nach der Lymphdrainage anzulegen. Eine Lymphdrainage ohne nachfolgende Kompressionsverbände ist unzureichend wirksam und nur bei Lymphödem an Körperstellen, die keine Kompression tolerieren, akzeptabel (Gesicht, Genital).

In Deutschland kann die Lymphdrainage zu Lasten der gesetzlichen Krankenkassen rezeptiert werden. Als manuelle Lymphdrainage (MLD) sind Sitzungen von 30, 45 und 60 min zu verordnen. Auch wenn die Abstufung von 30, 45 und 60 min in Abhängigkeit von der Ausprägung und Ursache des Ödems sinnvoll erscheint, ist sie pathophysiologisch zu hinterfragen. Lymphdrainage soll immer von zentral nach peripher stimulieren, also zunächst die zentralen Lymphbahnen anregen und weniger an der ödematösen Extremität selber arbeiten. Dies ist in 30 min kaum zu schaffen.

16.4.3 Kompressionstherapie

Der Kompressionstherapie ist fester Bestandteil der Behandlung bei Lymphödemen. Das Material für die Bandagierung muss zusätzlich rezeptiert werden. In der Phase der initialen Entstauung ist ein Kompressionsverband im Anschluss an die Lymphdrainage sofort anzulegen und bis zu der nächsten Lymphdrainage zu belassen. Grundsätzlich kann der Arzt dazu ein vorgefertigtes Lymphset rezeptieren. Er muss dies aber nicht und kann in Absprache mit dem Lymphtherapeuten auch die Einzelkomponenten rezeptieren. Erst auf die entstaute Extremität darf ein Kompressionsstrumpf/-ärmel angemessen werden. Klassischerweise wird wegen der besseren Anpassbarkeit und Druckverteilung eine flachgestrickte Kompressionsware empfohlen (▶ Abschn. 6.3.2). Im Gegensatz zu einem Kompressionsverband soll der Kompressionsstrumpf nachts ausgelassen werden, damit die Haut gepflegt werden und sich erholen kann.

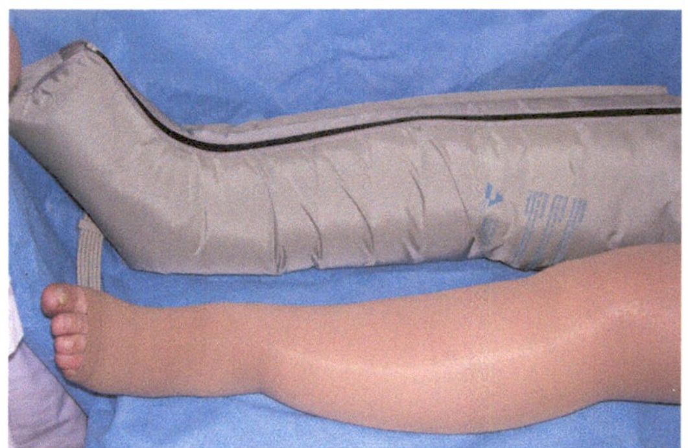

Abb. 16.3 Intermittierende pneumatische Kompressionstherapie (IPK) am rechten Bein. Abhängig vom Gerät werden unterschiedlich viele Luftkammern von distal nach proximal aufgepumpt. Die IPK kann eine manuelle Lymphdrainage nur ergänzen, aber nicht ersetzen. (Foto: Knut Kröger)

In dieser Umstellungsphase sind Rückschläge häufig, da man im Vorfeld nicht weiß, wie schnell sich das Ödem erneut bildet. Allein die erste Nacht ohne Kompressionsversorgung und/oder das Anziehen des Strumpfes erst nach dem Frühstück kann bereits zu einer erneuten Ödembildung führen, die das Anziehen des gerade angefertigten Strumpfes unmöglich macht. Daher ist diese Übergangsphase sehr individuell zu gestalten und das Ausliefern der Kompressionsware nicht mit dem Einstellen der Lymphdrainage gleichzusetzen.

16.4.4 Intermittierende pneumatische Kompressionstherapie

Neben der manuellen Lymphdrainage gibt es die intermittierende pneumatische Kompressionstherapie (IPK) (■ Abb. 16.3) (▶ Kap. 8). Hierbei wird über eine automatische Insufflation von einzelnen Luftkammern wellenartig Druck auf die Extremität ausgeübt. Ihre Anwendung ist nicht unumstritten, da die lokale Kompression, wenn auch von distal nach proximal abnehmend, nicht mit einer MLD gleichzusetzen ist. Die MLD fördert gezielt den Lymphabfluss aus der Axilla und aus der Leiste. Bei geöffneten Lymphgefäßen führen dann der sofort angelegte Kompressionsverband und die Muskelbewegung zu einer Entstauung. Diese kombinierte Wirkung fehlt bei IPK. Sie sollte also nicht als Ersatz für die MLD eingesetzt werden, sondern in Ergän-

zung. In der stabilen Erhaltungsphase kann der Einsatz der IPK das Intervall zwischen den MLD verlängern.

16.4.5 Limitationen

Wenn eine Therapie konsequent durchgeführt wird, ist die initiale Entstauungsphase theoretisch nur einmal im Leben, nämlich zu Beginn der Therapie, notwendig. In Realität lässt die Konsequenz der Therapie aus den verschiedensten Gründen aber immer wieder nach und das Lymphödem dekompensiert, sodass Phasen einer initialen Entstauung mehrfach im Leben notwendig werden.

Die Therapie des Lymphödems wird durch eine Reihe von Erkrankungen erschwert:

- Bei einer schweren pAVK ist die Kompressionstherapie kontraindiziert, nicht aber die Lymphdrainage.
- Bei einer frischen Thrombose oder Phlebitis wird eine Verschleppung von Thrombusanteilen befürchtet. Diese Annahme beruht auf anekdotischen Überlieferungen, denn die thrombosierte Extremität wird sowieso mit einem Kompressionsverband versorgt und eine Eröffnung der proximalen Drainagewege geht bei sachgerechter Durchführung nicht mit einer Manipulation an den tiefen Bein-Beckenvenen einher. Daher stellt die akute Thrombose keine Kontraindikation für eine manuelle Lymphdrainage dar.
- Vielfach werden auch Lymphknotenmetastasen als Kontraindikation angesehen, da es Befürchtungen gibt, dass die manuelle Manipulation im Bereich der Lymphknoten und des durch die Drainage gesteigerten Lymphflusses die lymphatische Metastasierung steigert. Klare Daten gibt es ebenfalls nicht. Die Indikation zur Lymphdrainage ist im Einzelfall mit dem Onkologen abzusprechen.
- Das floride Erysipel gilt in vielen Büchern ebenfalls als Kontraindikation, obwohl es auch hierzu keine Studien gibt. Eigene Erfahrungen zeigen, dass ein frühzeitiger Beginn der Lymphdrainage am 3. oder 4. Tag unter systemischer Antibiose und nach Abklingen des Fiebers den Heilungsprozess begünstigt.

16.4.6 Medikamentöse und chirurgische Maßnahmen

Der Nutzen weiterer, die entstauenden Maßnahmen unterstützender Therapieformen ist nur wenig untersucht. Eine gesicherte Diät, die Patienten mit Lymphödem einhalten sollten, gibt es nicht. Die ausgewogene Kost mit Normalisierung des Gewichtes und ausreichend Bewegung ist dennoch anzuraten. Diuretika sollten bei der Therapie von Lymphödemen nur in Einzelfällen eingesetzt werden. So kann es bei Patienten mit latenter Herzinsuffizienz sinnvoll sein, während der ersten Lymphdrainagen die Ausscheidung der mobilisierten Flüssigkeit mit einer kurzfristigen Diuretikagabe zu unterstützen. Bei malignen Lymphödemen kann die Verabreichung von Langzeitdiuretika hilfreich sein.

Zugelassen für die Ödembehandlung sind verschiedene Kombinationen pflanzlicher Antiphlogistika (Lymphdiaral® als Salbe, Tabletten, Tropfen). Benzopyrone werden in der Gefäßmedizin für die Reduktion der Gefäßpermeabiliät und somit für die Verminderung der interstitiellen Flüssigkeit eingesetzt. Neben dieser schwellungsreduzierenden Wirkung soll die Substanz schmerzlindernd sein und die Proteolyse von Eiweißen bzw. die Aktivität der Makrophagen steigern. Dadurch soll der fibrosklerotische Umbau des Gewebes gebremst werden. Eine aktuelle Cochrane-Metaanalyse zu der Wirkung der Benzopyrone kommt aber nach der Analyse von 15 Studien zu dem Ergebnis, dass die Studienlage keine abschließende Beurteilung zulässt.

Bei einer lokalen Lymphbahnunterbrechung kommt neben einer konsequenten Entstauung in Einzelfällen als operative Maßnahme die mikrochirurgische Rekonstruktion der Lymphgefäße, z. B. als autologe Lymphgefäßtransplantation oder als mikrochirurgische lymphovenöse Anastomosierung, in Betracht. Insgesamt sind diese chirurgischen Verfahren weder hinsichtlich der Indikation, des idealen Zeitpunktes, noch ihres Benefits bislang hinreichend untersucht.

Kompressionstherapie bei peripherer arterieller Verschlusskrankheit

Knut Kröger

K. Protz et al., *Kompressionstherapie*,
DOI 10.1007/978-3-662-49744-9_17, © Springer-Verlag Berlin Heidelberg 2016

Die Kompressionstherapie ist eine wichtige Säule in der Therapie des Ulcus cruris venosum. Das gleichzeitige Vorliegen einer peripheren arteriellen Verschlusskrankheit (pAVK) ist eine bekannte Kontraindikation für eine Kompressionstherapie. Die Erfahrung lehrt, dass dies im klinischen Alltag dazu führt, dass man eher auf eine Kompressionstherapie verzichtet, als sich kritisch mit ihren Möglichkeiten bei einer pAVK als Zusatzerkrankung auseinanderzusetzen. Zu Letzterem soll dieses Kapitel anregen.

17.1 Definition der pAVK

Als pAVK bezeichnet man die arterielle Durchblutungsstörung im Bereich der Arme und Beine. Ursache sind Gefäßverschlüsse oder Stenosen der großen Gefäße in diesen Extremitäten. Bei der pAVK der unteren Extremität klagen die Betroffenen, abhängig von dem Ausmaß der Durchblutungsstörung, über Schmerzen beim Laufen (Claudicatio intermittens), Schmerzen in Ruhe (Ruheschmerz) oder es manifestieren sich Wunden (Nekrose, Gangrän). Diese klassischen Symptome der pAVK sind aber nicht immer so eindeutig zu erkennen. Große epidemiologische Studien haben gezeigt, dass etwa bei jedem 5. Menschen im Alter von 75 Jahren und darüber eine pAVK vorliegt und zwei Drittel dieser Menschen nichts davon wissen. So ist die Wahrscheinlichkeit groß, dass ein Patient, der wegen eines Ulcus cruris venosum behandelt wird, gleichzeitig eine pAVK hat, die bisher nicht diagnostiziert wurde. Man spricht dann von einem Ulcus cruris mixtum. Das Anlegen einer sachgerechten Kompressionsversorgung, welche für die Therapie des Ulcus cruris venosum indiziert wäre, kann bei solchen Patienten Druckschäden hervorrufen und bedarf daher einer kritischen Abwägung.

17.2 Diagnostik der pAVK

Nur bei einem Teil der Patienten kann man durch gezieltes Fragen die pAVK diagnostizieren. Viele Beinbeschwerden sind aber zu unspezifisch. Auch das Tasten eines Fußpulses gibt keine Sicherheit, da

manche Menschen mit sensiblen Händen auch niedrige Drücke um 70–80 mmHg tasten können. Daher hat sich weltweit die Bestimmung des Knöchel-Arm-Druck-Index (KADI, engl. ankle-brachial pressure index = ABPI) durchgesetzt. Hierzu wird der systemische systolische Blutdruck an beiden Armen und der systolische Blutdruck über jeweils zwei Knöchelarterien an jedem Fuß mittels einer Dopplersonde gemessen (◘ Abb. 17.1). Der Quotient aus dem höheren Knöchelarteriendruck am rechten und linken Fuß und dem höheren der beiden Brachialdrücke ist der KADI. Ein KADI von ≤ 0,9 wird als pathologisch bezeichnet und beweist das Vorliegen einer pAVK (◘ Tab. 4.1).

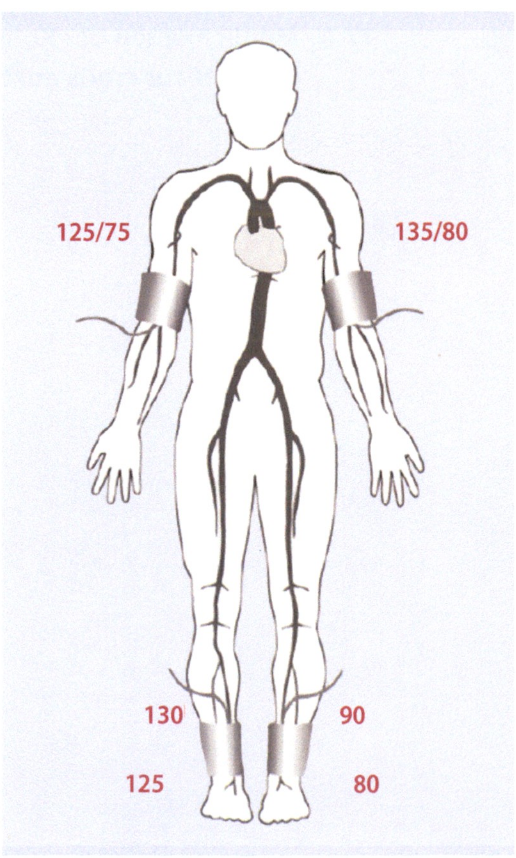

◘ **Abb. 17.1** Knöchel-Arm-Druck-Index (KADI; engl.: ankle-brachial pressure index [ABPI]). Quotient aus dem höheren systolischen Knöcheldruck eines jeden Beines und dem höheren systolischen Druck an beiden Armen

> ! **Cave**
> In der Kardiologie wird der KADI auch aus dem niedrigeren systolischen Knöcheldruck eines jeden Beines berechnet, weil dieser Wert eine Aussage über das kardiovaskuläre Risiko zulässt.

17.3 Grenzwerte für die Kompressionstherapie

Der Grenzwert von ≤ 0,9 beweist eine pAVK, hat aber für die Frage, ob ein Kompressionsverband angelegt oder ein Kompressionsstrumpf getragen werden darf, wenig Bedeutung. Erst wenn die arterielle Perfusion deutlich reduziert ist, man spricht dann auch von einer chronisch kritischen Ischämie, muss man vollständig auf eine Kompressionstherapie verzichten. In internationalen Empfehlungen liegt eine chronisch kritische Ischämie vor, wenn der absolute systolische Knöchelarteriendruckwert < 50 mmHg bzw. ein KADI < 0,5 vorliegt. Bei einem normalen Systemdruck und einem absoluten Druckwert > 50 mmHg bzw. einem ABPI zwischen 0,5 und 0,9 kann grundsätzlich eine Kompressionstherapie angewendet werden.

> ! **Cave**
> Alle Messmethoden haben ihre Fehlerquellen. So werden z. B. bei Patienten mit ausgeprägter CVI und fibrotischem Umbau des Gewebes am Unterschenkel (Dermatosklerose) die Knöchelarteriendrücke zu hoch gemessen. Gleiches gilt für Patienten mit Diabetes mellitus und sogenannter Mediasklerose. Die angegebenen Absolutwerte geben also nur eine theoretische Sicherheit, die immer klinisch überprüft werden muss.

17.4 Möglichkeiten der Kompressionstherapie bei einem Ulcus cruris mixtum

Eine zu starke Kompressionstherapie führt bei Patienten mit pAVK zu einer weiteren Reduktion der arteriellen Perfusion und damit zu Ischämieschmerzen. Der Patient wird sich also bereits nach kurzer Zeit melden und über Schmerzen klagen. Der Kompressionsverband bzw. -strumpf gehört sofort entfernt. Eine nur leicht zu starke Kompressionstherapie führt, wie für ein Druckgeschwür typisch, über die Zeit zu Druckstellen. Gefährdet sind insbesondere die klassischen exponierten Knochenvorsprünge wie die Tibiakante, der Fußrücken, der Innen- und Außenknöchel und die Außenseite des Fußes. Ist bei einem Patienten mit Ulcus cruris mixtum aufgrund der deutlichen Ödembildung eine Kompressionstherapie pathophysiologisch sinnvoll, sind folgende Ansätze zu erwägen.

- **Zeitweise Kompressionstherapie**

In grenzwertigen Fällen sollte der Kompressionsverband nach 2–4 Stunden entfernt und das Bein auf Druckstellen untersucht werden. Häufig vertragen Patienten mit arteriellen Durchblutungsstörungen einen Kompressionsverband nur tagsüber, wenn das Bein herabhängt, aber nicht nachts, wenn das Bein im Bett liegt. In solchen Fällen ist der Kompressionsverband nachts zu entfernen.

- **Geringe Ruhedrücke**

Hierbei sollten Kurzzugmaterialien mit einem Ruhedruck < 40 mmHg eingesetzt werden. Eine Alternative sind auch Mehrkomponentensysteme, die den Zusatz »lite« im Namen tragen und in Ruhe geringere Druckwerte um 20 mmHg gewährleisten (◘ Tab. 6.1). Die Klettbandagen der adaptiven Kompressionsbandagen (▸ Kap. 9) ermöglichen die Einstellung eines niedrigen Kompressionsdrucks mit Hilfe einer Schablone (derzeit ausschließlich Juxta-Cures®). Die deutsch-österreichisch-schweizerische Gesellschaft WundD-A-CH empfiehlt hier MKS in der Kompressionsklasse I. Die aktuelle Forschung geht so weit, spezielle Strümpfe zu entwickeln, die in Ruhe ganz geringe Kompressionsdrücke ausüben und nur bei Bewegung des Beins kurzfristig höhere Arbeitsdrücke aufweisen. Die niedrigen Ruhedrücke sollen die Gefahr der Ausbildung von Druckläsionen verhindern. Allerdings sind noch keine spezifischen Strümpfe für diese Indikation auf dem Markt.

- **Intermittierende pneumatische Kompressionstherapie**

Die intermittierende pneumatische Kompressionstherapie (IPK) geht noch weiter und verzichtet ganz auf einen Kompressionsverband bzw. -strumpf, der einen dauerhaften Druck ausübt. Spezielle Luftkammersysteme werden von programmierten Kompressoren kurzfristig aufgepumpt, um die venöse Drainage zu unterstützen. Verschiedene Systeme sind dazu verfügbar. Manche konzentrieren sich auf den Fuß und den Venenplexus in der Fußsohle und andere umfassen mit mehrkammerigen Manschetten das ganze Bein. Ursprünglich stammen diese Geräte aus der Lymphdrainage oder der Thromboseprophylaxe und sind für diese Indikation modifiziert worden. Eine gute Datenlage zu den einzelnen Geräten und ihrer spezifischen Anwendung bei einem Ulcus cruris mixtum gibt es nicht.

> Wenn man die zuvor gemachten Ausführungen berücksichtigt, können viele Patienten mit Ulcus cruris mixtum mit einer Kompressionstherapie behandelt und die Wundheilung damit unterstützt werden. Dabei gilt: Eine leichte Kompressionstherapie ist besser als keine. Die Art der Kompressionsversorgung und ihre Überwachung bleibt aber eine wichtige Aufgabe, die von pflegerischer und ärztlicher Seite im Vorfeld angesprochen und gesichert sein muss.

Verordnung von medizinischen Kompressionsstrümpfen

Kerstin Protz

K. Protz et al., *Kompressionstherapie*,
DOI 10.1007/978-3-662-49744-9_18, © Springer-Verlag Berlin Heidelberg 2016

Medizinische Kompressionsstrümpfe (MKS) sind als Hilfsmittel zu Lasten der gesetzlichen Krankenversicherung (GKV) verordnungsfähig (§ 33 SGB V). Sie sind in der Produktgruppe 17 »Kompressionstherapie« des Hilfsmittelverzeichnisses der gesetzlichen Krankenversicherung gelistet. Ihre Verordnung belastet nicht das Arznei- und Heilmittelbudget des Arztes und fällt nicht unter die Richtgrößenprüfung. Eine klare Indikationsstellung ist die Basis für die Verordnung von MKS. Zusätzlich ist abzuklären, ob seitens des Patienten die Motivation und Akzeptanz für diese Behandlung vorliegen und inwieweit er zu dem selbstständigen Umgang mit dem Kompressionsstrumpf in der Lage ist oder auf die Hilfe von Angehörigen oder Betreuungspersonen zurückgreifen kann. Gegebenenfalls ist die zusätzliche Verordnung einer An- und Ausziehhilfe zu erwägen (▶ Kap. 7).

Kompressionsstrümpfe, sowohl als MKS als auch als Ulkus-Strumpfsysteme, sind als Hilfsmittel zugelassen und fallen somit nicht in das ärztliche Budget. Im Gegensatz dazu belasten die Kompressionsbinden, inkl. Mehrkomponentensysteme, adaptive Kompressionsbandagen und Polstermaterialien, das Arznei- und Verbandbudget des Arztes.

18.1 Verordnungsrelevante Angaben auf dem Rezept

Pro Halbjahr ist nur ein Paar Kompressionsstrümpfe verschreibungs- und durch die gesetzliche Krankenkasse erstattungsfähig. Aus hygienischen Gründen stehen dem Patienten bei Erstverordnung zwei Paar Strümpfe für die Wechselversorgung zu. Übermäßiger Materialverschleiß, beispielsweise durch berufsbedingte Beanspruchung oder körperliche Veränderungen wie Beinumfangzu-/abnahme können eine vorzeitige Neuverordnung rechtfertigen. Generell sind MKS in der Folgeverordnung nur in einfacher Stückzahl zu verordnen. Die ärztliche Verordnung von MKS erfolgt unter Kennzeichnung von Feld Nummer »7« für die Kennzeichnung einer Hilfsmittelverordnung.

Weitere aktuell verordnungsrelevante Angaben (◘ Abb. 18.1):

- Indikation und Diagnose (ICD-10 Code)
- Hilfsmittelnummer oder Bezeichnung des Hilfsmittels
- Kompressionsklasse (KKL) I bis IV
- Anzahl, z. B. 1 Paar oder 1 Stück
- Länge: AD Kniestrumpf, AF Halbschenkelstrumpf, AG Schenkelstrumpf, AT Strumpfhose
- Fußspitze: offen oder geschlossen

Zusätzliche Vermerke, wenn erforderlich:

- Maßanfertigung
- Zusätze, z. B. Hosenschlitz, Pelotten, Reißverschluss, Leibteil mit Kompression
- Flachgestrickt
- Befestigungen, z. B. Hautkleber, Haftband, Hüftbefestigung
- Wechselversorgung

An- und Ausziehhilfen sind gesondert auf einem weiteren Rezept zu verordnen.

Bei Auslieferung bzw. Erhalt der Kompressionsstrümpfe sind umgehend Sitz und Passform zu kontrollieren. Gegebenenfalls ist der Strumpf zeitnah zu reklamieren und eine Austauschlieferung zu beantragen.

Tipp

Bei Patienten, die aus physischen Gründen MKS hoher Kompressionsklassen, z. B. KKL III, IV, nicht allein anziehen können, ist die Verordnung zweier MKS mit niedrigeren KKL möglich. Bei dem Übereinanderziehen der Strümpfe addieren sich die KKL. Eine weitere Möglichkeit ist die Verordnung von einzelnen Elementen, die nacheinander angezogen werden, z. B. Vorfußkappe, Strümpfe und Capri-/Radlerhose.

Für die Verordnung von MKS gilt, dass sie frei von Richtgrößen sowie Budgetierung und bei entsprechender Diagnose in allen Kompressionsklassen verordnungsfähig sind. Unter der Angabe »Wechselversorgung« kann bei Erstverordnung ein zweiter Strumpf bzw. zweites Paar verschrieben werden. Nach 6 Monaten oder bei guter Begründung, z. B. starker Verschleiß oder körperliche Veränderungen, ist eine vorzeitige Folgeverordnung möglich.

18

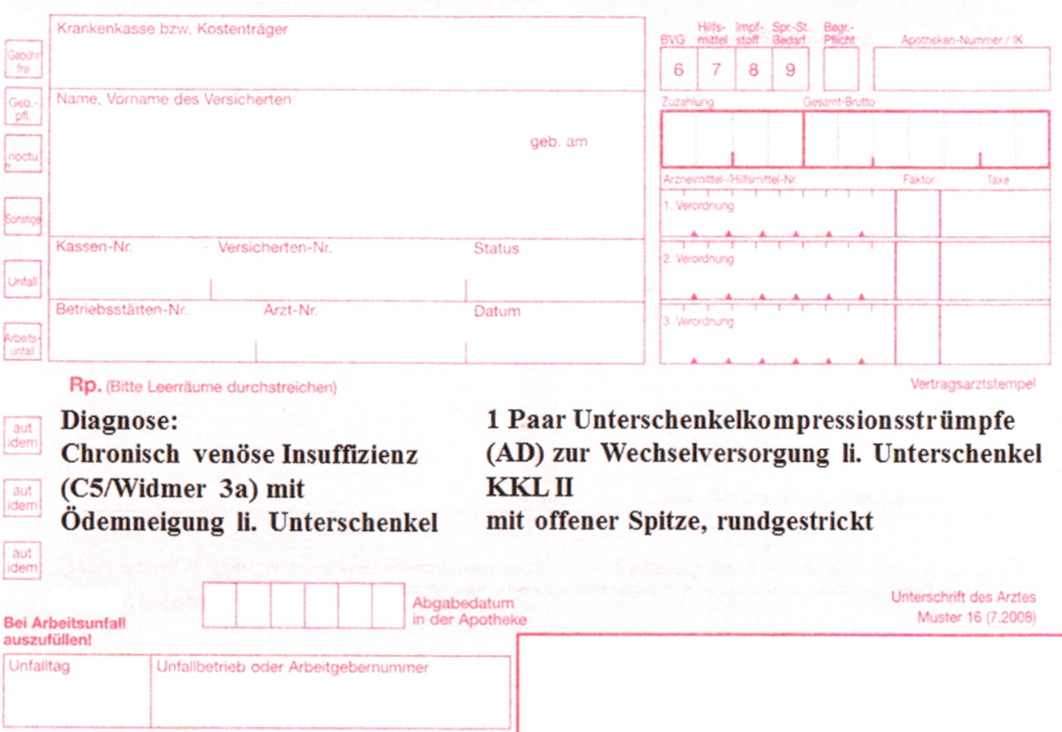

◨ **Abb. 18.1** Musterrezept. (Foto: Kerstin Protz)

18.2 Besonderheiten

Generell wird jedes Bein für die Anpassung einer Kompressionsversorgung separat vermessen. Dieser Vorgang ist jedoch von der Maßanfertigung zu unterscheiden. Wenn eine Versorgung mit einem Serien- bzw. Konfektionsstrumpf nicht möglich ist, sollte der Patient eine solche flachgestrickte Maßanfertigung erhalten. Dies kann beispielsweise bei ausgeprägten Lymphödemen, Lipödemen oder größeren Abweichungen von den standardisierten, vorgegebenen Messwerten der Hersteller, also bei besonderen Beinumfängen, infrage kommen (▶ Abschn. 6.3.3). Zum Teil sind die Strümpfe darüber hinaus auch an anatomische Gegebenheiten anzupassen, z. B. durch eingenähte Pelotten. Rundgestrickte MKS kommen in der Regel bei Venenerkrankungen zum Einsatz. Ihnen sind Grenzen bei der Formgebung, insbesondere bei starken Variationen in den Extremitätenumfängen, gesetzt. Die Farbe ist frei wählbar und nicht Bestandteil der ärzt-

lichen Verordnung. Für die Therapie bei floridem Ulcus cruris venosum sind fertige Ulkus-Strumpfsysteme, meist aus zwei Komponenten, geeignet (▶ Abschn. 6.3.1).

> **Tipp**
>
> Das An- und Ausziehen von medizinischen Kompressionsstrümpfen ist als Tätigkeit der häuslichen Krankenpflege ab der KKL II verordnungsfähig.

Prävention und Rezidivprophylaxe

Knut Kröger

K. Protz et al., *Kompressionstherapie*,
DOI 10.1007/978-3-662-49744-9_19, © Springer-Verlag Berlin Heidelberg 2016

Die Therapie des Ulcus cruris venosum (UCV) ist häufig langwierig, mühsam und kostenintensiv. Umso wichtiger ist es, nach der Abheilung eines UCV das Auftreten eines Rezidivs zu verhindern. Neben dem in ▶ Kapitel 20 angesprochenen Venensport, den Venentherapeutika und der Hautpflege gibt es hierzu einige grundlegende Empfehlungen.

19.1 Progression der chronisch venösen Insuffizienz

Ein UCV ist immer Folge einer chronisch venösen Insuffizienz (CVI) auf dem Boden einer primären Varikosis oder eines postthrombotischen Syndroms (PTS). Um einem erneuten UCV vorzubeugen, sollte das Fortschreiten dieser Grunderkrankungen gestoppt werden.

Die Varikosis ist eine angeborene Störung des Kollagen- und Elastinaufbaus der Venenwand und ist medikamentös nicht zu heilen. Die operative oder endovaskuläre Therapie der Varikosis stellt auch keine Heilung der Erkrankung dar. Bei diesen Maßnahmen werden nur funktionslose, oberflächliche Venenabschnitte entfernt (Operation) oder ausgeschaltet (z. B. Laser, Radiofrequenz, Sklerosierung). Dennoch sind diese Maßnahmen bei Patienten mit ausgeprägtem trophischem Umbau oder stattgehabtem Ulkus sinnvoll und können einem Rezidiv vorbeugen. Die Patienten sollten daher regelmäßig, z. B. jährlich, bei einem Gefäßmediziner ihre Venen untersuchen lassen.

Ein postthrombotischer Schaden am tiefen Venensystem mit Klappenverlust oder vollständigem Venenverschluss ist heute weder operativ noch medikamentös heilbar. Eine stattgehabte Thrombose gilt zudem als wichtigster Risikofaktor für eine erneute Thrombose. Um bei Patienten mit PTS die Verschlechterung der Erkrankung zu vermeiden, sollten weitere Thrombosen verhindert werden. Dazu ist eine medikamentöse Thromboseprophylaxe in Risikosituationen wie Immobilisation, lokalen Traumen oder Krankenhausaufenthalten notwendig. Jede weitere Thrombose verschlechtert den venösen Abfluss weiter und begünstigt das Auftreten eines neuen UCV.

19.2 Konsequente Kompressionstherapie

Das Abheilen eines UCV wird von den Behandlern und den betroffenen Patienten häufig als gemeinsames Therapieziel vereinbart. Damit verbindet der Patient, dass nach Ulkusheilung eine weitere Therapie der CVI nicht notwendig ist. Die regelmäßigen Wundversorgungen fallen weg. Zudem fehlen die regelmäßigen Patientenkontakte. Viele Patienten lassen dann auch in der Intensität der regelmäßigen Durchführung der Kompressionstherapie nach.

Die Kompressionstherapie, die für die Heilung eines UCV notwendig ist, wirkt aber auch als Prophylaxe gegen eine erneute Ulkusbildung. Das Tragen angepasster medizinischer Kompressionsstrümpfe (MKS) vom Unterschenkeltyp (AD) tagsüber (▶ Abschn. 6.3.2) sollte Patienten mit abgeheiltem UCV langfristig empfohlen werden. Wie bereits zuvor aufgeführt, können die der Ulkusbildung zugrunde liegenden Krankheiten (Varikosis, PTS) nicht kausal behandelt werden. Ohne fortgeführte Kompressionstherapie ist ein Rezidiv vorprogrammiert. Die Kompressionsklasse (KKL) sollte so gewählt werden, dass eine Ödembildung im Verlauf des Tages verhindert wird. Andererseits ist insbesondere bei älteren und/oder bewegungseingeschränkten Patienten auch darauf zu achten, dass sie ihren Kompressionsstrumpf auch anziehen können. Insofern kann eine allgemeingültige Empfehlung zu einer bestimmten KKL nicht gegeben werden.

19.3 Begleitende Maßnahme

Als wichtige präventive Maßnahmen zur Vermeidung eines UCV sollten alle direkten Traumen am Unterschenkel verhindert werden. Dazu dient das Tragen von langbeiniger Kleidung bei der Gartenarbeit, zur Vermeidung von Insektenstichen ebenso wie dem Vorbeugen von Sonnenbrand. Bei rollstuhlpflichtigen Patienten sollte darauf geachtet werden, dass die Fußstützen nicht am Bein reiben. Typische und häufige Verletzungsquellen, die immer wieder beobachtet werden, sind das Abrutschen von der Fahrradpedale oder das Anstoßen an offenstehenden Schubladen. Auch eine gute Fußpflege ist hilfreich, da bei Juckreiz am Unterschenkel nachts die

Füße häufig zum »Kratzen« benutzt werden. Eine glatte Fußsohle hinterlässt hier weniger Hautreizungen als eine stark verhornte Fußsohle.

Wichtig für die Prävention eines erneuten UCV ist auch die Therapie von Zusatzerkrankungen, wie der Herzinsuffizienz, der Leber- und Niereninsuffizienz, der pAVK oder Hauterkrankungen wie der Neurodermitis (atopisches Ekzem). Jede Ödembildung verschlechtert eine bereits vorbestehende CVI, und eine Leber- und Niereninsuffizienz kann Juckreiz verursachen. Eine pAVK kann der Kompressionstherapie im Wege stehen und die Heilung kleiner Verletzungen erschweren. Hauterkrankungen wie die Neurodermitis bedürfen einer spezifischen Therapie, da sie sich unter der Kompressionstherapie verschlechtern können und so eine Ulkusbildung begünstigen.

Unterstützende Maßnahmen/ Adjuvante Therapie

Joachim Dissemond, Kerstin Protz

K. Protz et al., *Kompressionstherapie*,
DOI 10.1007/978-3-662-49744-9_20, © Springer-Verlag Berlin Heidelberg 2016

20.1   Venensport

Kerstin Protz

Der Fokus der Kompressionstherapie liegt auf einer Reduktion der Druck- und Volumenüberlastung im Venensystem. Hierfür ist die Wirkweise der Muskeln, insbesondere in Form der Sprunggelenk- und Wadenmuskelpumpe notwendig. Daher ist die Kompressionstherapie im Zusammenhang mit Bewegung weitaus effektiver. Patienten sollten daher regelmäßig zu Fußgymnastik und Gehübungen angeregt werden. Venensport fordert die Beinmuskelpumpen. Eine halbe Stunde Training am Tag und eine Anpassung der täglichen Verhaltensweisen unterstützt somit die Wirkweise der Kompressionstherapie. Folgende Aktivitäten können Bestandteil des Venensports sein:

- Spazieren gehen, wandern, Nordic Walking (◘ Abb. 20.1)
- Treppen steigen (◘ Abb. 20.2), anstatt Aufzug oder Rolltreppe zu nutzen
- Barfuß im Schnee oder taunassen Gras spazieren gehen, bis ein Kälteschmerz einsetzt
- Wassertreten (◘ Abb. 20.3): Wanne bis zur Wadenhöhe mit kaltem Wasser befüllen und im Storchschritt abwechselnd die Beine aus dem Wasser heben
- Auf einem Stuhl sitzend oder stehend an der Stuhllehne festhaltend im Wechsel Fußspitze und Ferse anheben (◘ Abb. 20.4)
- Mit schwingenden Armen und kraftvoll auf Hüfthöhe nach oben gezogenem Knie auf der Stelle schreiten
- Im Sitzen oder Liegen Fußspitze anheben und im Wechsel links- und rechtsherum kreiseln
- Im Sitzen den Fuß über einen runden Gegenstand abrollen (◘ Abb. 20.5), z. B. Flasche, Ball, Küchenrolle
- Stehend an einer Tischkante oder Stuhllehne festhalten, Gewicht von den Fersen auf die Fußspitzen verlagern (◘ Abb. 20.6), dabei die Fersen anheben und wieder absenken
- Hände im Liegen hinter dem Kopf verschränken, dann Gesäßmuskeln anspannen, dabei das Becken anheben und ausatmen, anschließend entspannen, Becken absenken, einatmen und wiederholen

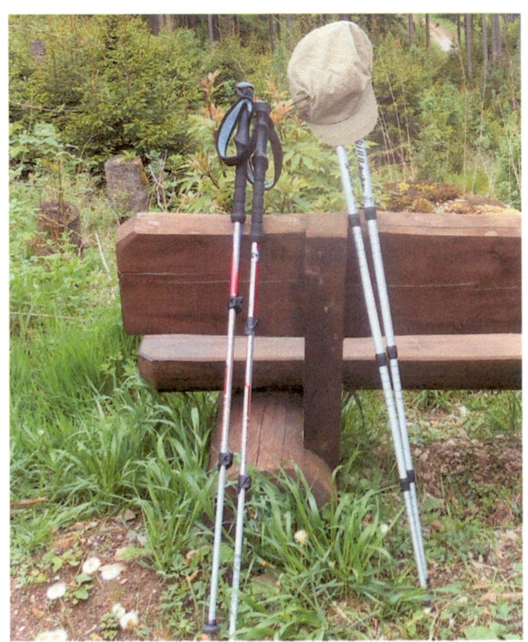

◘ **Abb. 20.1** Nordic Walking. (Foto: Kerstin Protz)

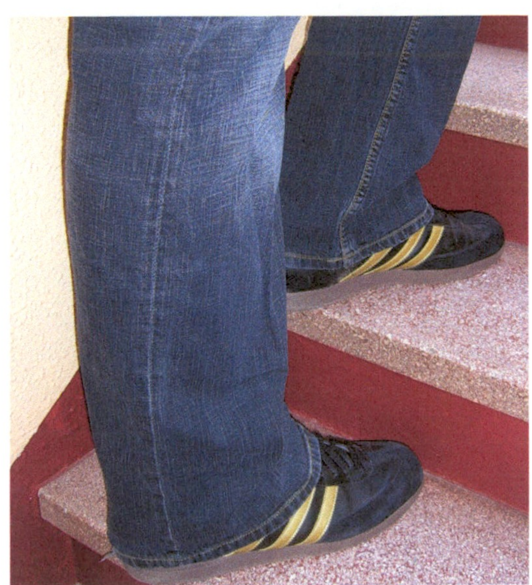

◘ **Abb. 20.2** Treppen steigen. (Foto: Kerstin Protz)

- Im Liegen mit den Beinen in der Luft »Rad fahren«
- Mit dem Fuß nach Gegenständen greifen, z. B. Stift oder Tuch (◘ Abb. 20.7)
- Nutzung eines speziellen Venentrainers (◘ Abb. 20.8). Diese Venensportkissen

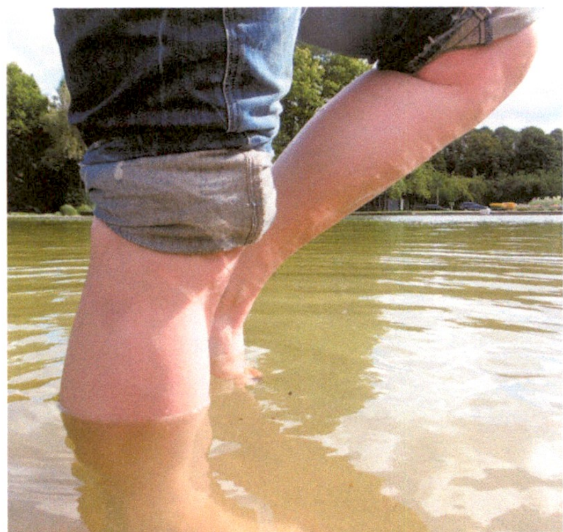

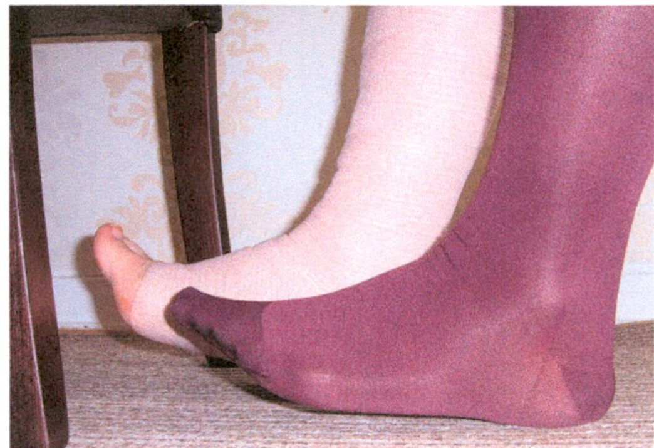

Abb. 20.4 Fußspitze anheben. (Foto: Kerstin Protz)

Abb. 20.3 Wasser treten. (Foto: Kerstin Protz)

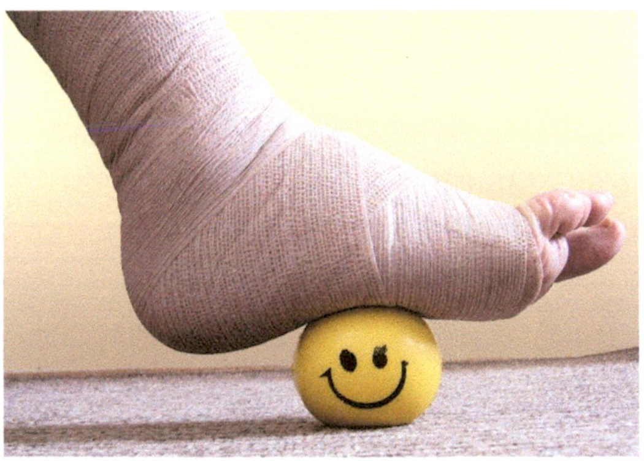

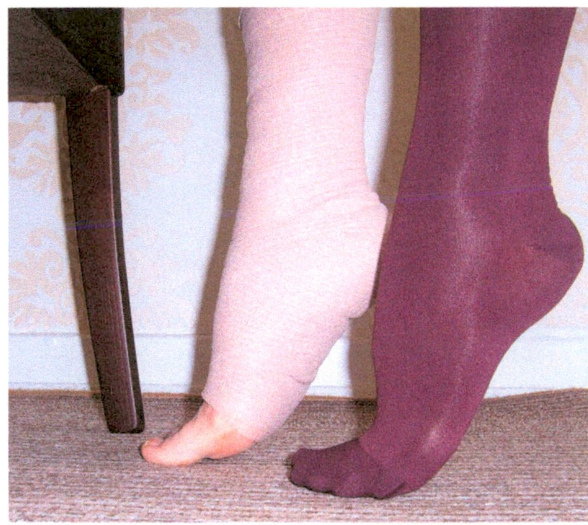

Abb. 20.6 Ferse anheben. (Foto: Kerstin Protz)

Abb. 20.5 Fuß über einen Ball abrollen. (Foto: Kerstin Protz)

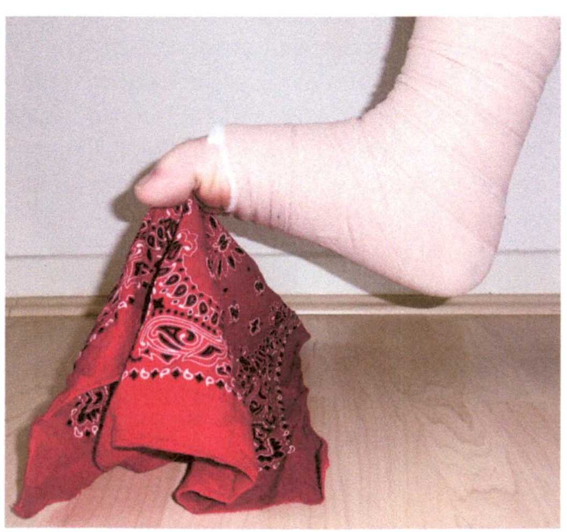

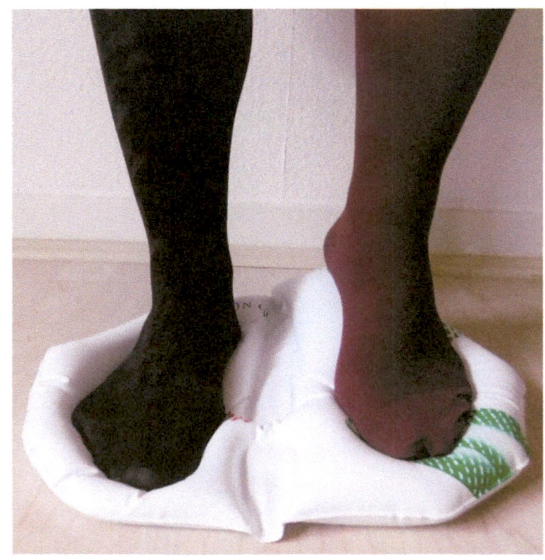

Abb. 20.7 Greifübung. (Foto: Kerstin Protz)

Abb. 20.8 Venensportkissen. (Foto: Kerstin Protz)

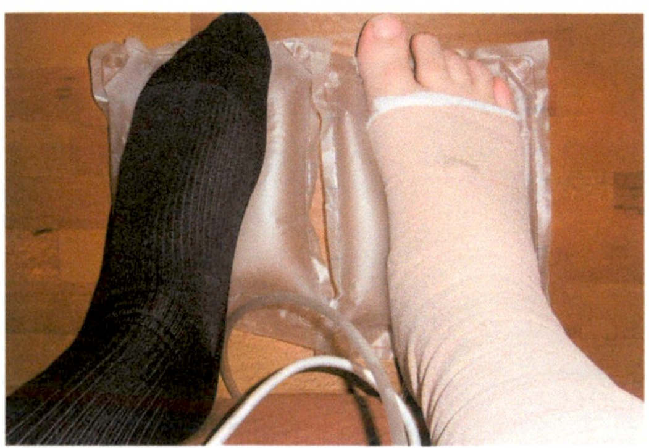

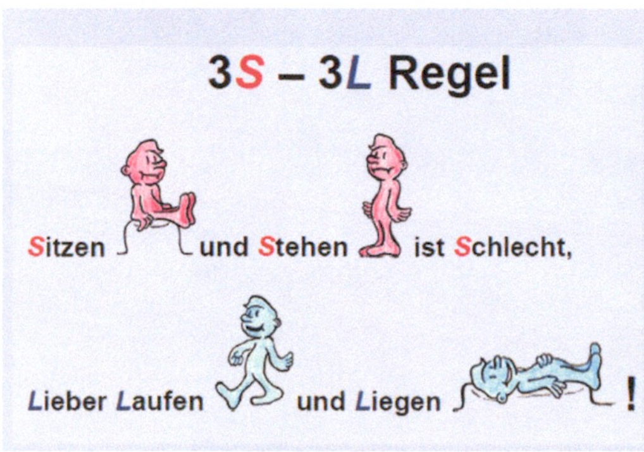

Abb. 20.10 3S-3L-Regel »Sitzen und Stehen ist schlecht, lieber laufen und liegen!« (Zeichnung: Jan H. Timm, Hamburg)

bestehen aus mindestens zwei Kammern. Der Patient tritt die Luft von einer Kammer in die andere und simuliert dabei eine Gehbewegung. Dies ist auch im Liegen möglich.

> **Tipp**
>
> Eine einfache und kostengünstige Alternative zu speziellen Venentrainern ist der Einsatz von Drainagebeuteln. Ein Beutel wird wie ein Luftballon aufgeblasen, über ein gekürztes Ansatzstück mit einem zweiten Beutel verbunden und an das Bettende gelegt. Der Patient wird dazu motiviert, die Luft abwechselnd von einem Beutel in den anderen zu treten (Abb. 20.9).

> **Tipp**
>
> Die 3S-3L-Regel »Sitzen und Stehen ist schlecht, lieber laufen und liegen!« verdeutlicht dem Patienten auf anschauliche Weise den Stellenwert der Bewegung in der Kompressionstherapie (Abb. 20.10).

> **Cave**
>
> Sportarten mit abrupten Bewegungswechseln, wie Ballsportarten, aber auch Kraftsport sind zu vermeiden, da dadurch der Druck in den Venen steigt.

> **Tipp**
>
> Die 4Ls ergänzen die 3S-3L-Regel. Sie besagen: »Lieber langsamer und dafür länger laufen.«

20.2 Medikamentöse Therapie bei Venenerkrankungen

Joachim Dissemond

Bei der Anwendung von Medikamenten in der begleitenden Therapie von Patienten mit Venenerkrankungen ist strikt zwischen der lokalen und der systemischen Behandlung zu differenzieren. Eine lokale Behandlung in Form von Salben oder Gelen mit diesen Substanzen ist grundsätzlich sehr kritisch zu sehen. Zum einen ist die Evidenzlage hier deutlich schlechter, zum anderen drohen bei der lokalen Anwendung oft Kontaktsensibilisierungen, die in der Folge zu allergischen Kontaktekzemen führen können.

> **Tipp**
>
> Die bei Patienten mit Venenleiden eingesetzten Externa sollten möglichst wenige Inhaltsstoffe enthalten (▶ Abschn. 20.3).

Viele der in der Venentherapie eingesetzten Medikamente stammen aus der Phytotherapie, sind also pflanzlichen Ursprungs.

Beispiele der aktuell verfügbaren systemisch eingesetzten Medikamente bei Patienten mit CVI

- Aescin (Rosskastanie)
- Antikoagulanzien
- Cumarine (Steinklee)
- Diuretika
- Flavonoide, z. B. Rutosid (Buchweizen), Vitis vinifera (rotes Weinlaub)
- Ruscus (Mäusedorn)

Für die systemisch eingesetzten Wirkstoffe liegen eine Reihe von wissenschaftlichen Studien vor, die belegen, dass Teilaspekte der Behandlung von Patienten mit Venenerkrankungen sich durch diese Therapien bessern lassen. Ansatzpunkte dieser Medikamente können bei Patienten mit CVI beispielsweise antiinflammatorische, antiödematöse, proteolytische oder rheologische Aspekte sein. Diskutiert werden zudem positive Effekte auf den Venentonus und den Lymphabfluss.

> **Es gibt eine Reihe von Wirkstoffen, die bei der Behandlung von Venenerkrankungen unterstützend eingenommen werden können.**

Keines der hier dargestellten Medikamente kann bei Patienten mit Venenerkrankungen den Einsatz der Kompressionstherapie vollständig ersetzen. Es gibt allerdings einige wissenschaftliche Hinweise, dass Teilaspekte der Krankheitsbilder positiv beeinflusst werden können, sodass eine begleitende Therapie insbesondere bei therapierefraktären Verläufen überlegt werden kann.

> **Einige Venentherapeutika können als begleitende Maßnahme bei Patienten mit unzureichendem Therapieerfolg unter Kompressionstherapie eingesetzt werden.**

20.3   Hautpflege

Joachim Dissemond

Als Grenz- und Schutzfläche gegenüber der Umwelt ist unsere Haut vielen Einflüssen ausgesetzt. Bei der Kompressionstherapie sind es insbesondere Druck, Reibung und Wärme, die eine zusätzliche Belastung für die Haut darstellen. Die Haut benötigt daher unter Kompressionstherapie eine intensivere Pflege. Ein häufig beobachtetes Problem der Patienten mit Kompressionstherapie ist eine sehr trockene Haut (Xerosis cutis). Hier gibt es eine Reihe weiterer Faktoren, die dazu führen, dass dieser bei den meisten Betroffenen auftretende Aspekt verstärkt wird und die daher von Therapeuten beachtet werden sollten.

- An den Unterschenkeln findet sich bei den meisten Menschen eine deutlich trockenere Haut als in anderen Körperarealen.
- Die Haut trocknet in den Wintermonaten, also der Heizperiode in Mitteleuropa, schneller aus.
- Die Haut wird mit zunehmendem Lebensalter immer trockener. Somit gibt es viele Menschen, die erstmalig mit 70 oder 80 Jahren eine zusätzliche Hautpflege benötigen. Insbesondere älteren Männern fällt es dann oft schwer, sich hinsichtlich der Hautpflege im Alter umzustellen.
- Häufiger und längerer Kontakt mit Wasser, beispielsweise beim täglichen Duschen oder Baden, trocknet die Haut zusätzlich aus.

Auch für das Duschen und Baden gibt es rückfettende Zusätze.

Trockene Haut ist durch Schuppen (Squamae) und unterschiedlich ausgeprägten Juckreiz (Pruritus) gekennzeichnet. Bei ausgeprägten Befunden kann es zu einem Austrocknungsekzem (synonym: astheatotisches Ekzem, Exsikkationsekzem) mit dem typischen klinischen Bild des Etat craquele (◙ Abb. 20.11) kommen.

Ekzeme können sehr unterschiedliche Ursachen haben. Für viele Patienten und Therapeuten sind diese Ekzeme immer Ausdruck einer »Allergie«. Es ist zwar richtig, dass es im Rahmen einer sogenannten Typ-IV-Sensibilisierung zu allergischen Kontaktekzemen (◙ Abb. 20.12) kommen kann, es gibt aber auch viele Differenzialdiagnosen, die klinisch ähnlich aussehen und daher differenzialdiagnostisch ausgeschlossen werden sollten.

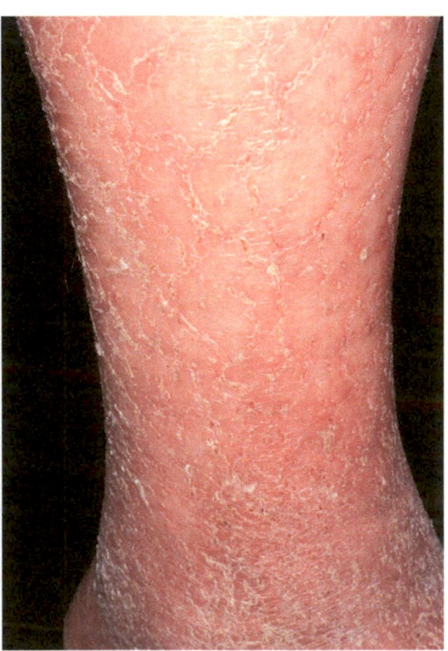

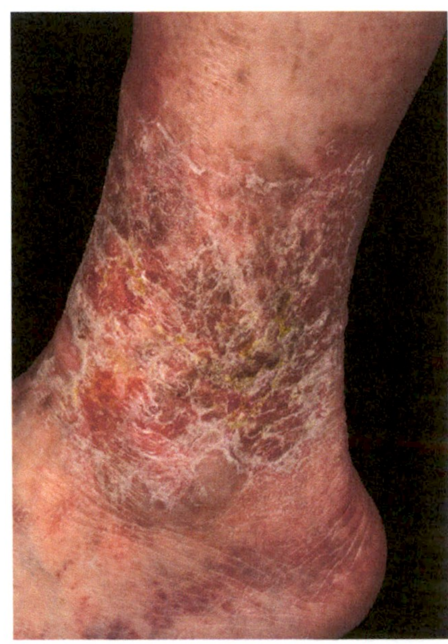

Differenzialdiagnosen von Ekzemen der Unterschenkel und Füße

- Allergisches Kontaktekzem
- Atopische Dermatitis (»Neurodermitis«)
- Austrocknungsekzem
- Ekzematisierte Psoriasis vulgaris (»Schuppenflechte«)
- Seborrhoisches Ekzem
- Stauungsdermatitis, z. B. bei CVI
- Tinea corporis (»Hautpilz«)
- Toxisches Kontaktekzem

Viele Irritationen der Haut, die zu Rötungen (Erythemen) oder Einblutungen (Purpura) führen, werden zudem mit Ekzemen verwechselt. Für die korrekte Diagnose und weitere Abklärung sollte daher ein Dermatologe aufgesucht werden, der beispielsweise eine allergologische Testung und/oder eine Biopsie durchführen kann. Eine Selbsttherapie ohne adäquate Diagnostik, beispielsweise mit frei verkäuflichen niedrig-potenten Kortisonpräparaten, ist nicht zu empfehlen.

Unter einer Kompressionstherapie ist immer auch auf eine konsequente Hautpflege zu achten.

Grundsätzlich sollten hierbei ausschließlich hypoallergene Produkte zum Einsatz kommen.

Beispiele von potenten Allergenen, die als Inhaltsstoffe bei der Hautpflege unter Kompressionstherapie zu meiden sind

- Analgetika, z. B. Diclofenac
- Antibiotika
- Duftstoffe
- Konservierungsmittel, z. B. Parabene
- Melkfett
- Perubalsam
- Phytotherapeutika, z. B. Rosskastanien, Weinlaub, Ringelblüten, Teebaumöl, Calendula
- Propolis, Bienenwachs
- Waffenöl, z. B. Ballistol
- Wollwachsalkohole

Sehr trockene Haut ist gekennzeichnet durch einen erhöhten transepidermalen Wasserverlust (TEWL) sowie verminderten Lipid- und Wassergehalt in den oberen Hautschichten. In der Folge kommt es zu Barrierestörungen, sodass Mikroorganismen leichter in die Haut eindringen und entzündliche Veränderungen bis hin zu Wundrosen (Erysipel) oder

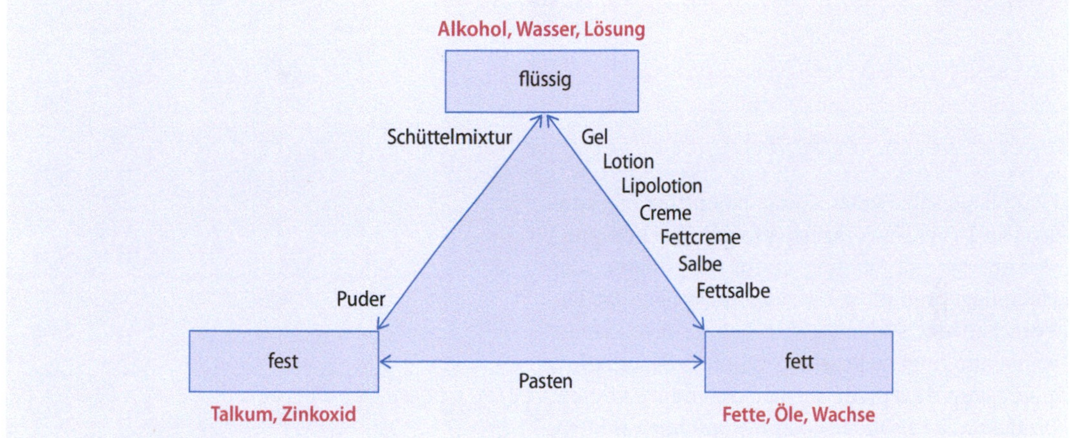

Abb. 20.13 Das galenische Dreieck beschreibt die Art der Zubereitung von extern angewendeten Produkten. (Grafik: Kerstin Protz)

Weichgewebeinfektionen auslösen können. Es muss daher ein wichtiges therapeutisches Ziel sein, die gestörte Barrierefunktion durch eine gezielte fettende und rehydrierende Lokaltherapie wiederherzustellen. Entgegen der Meinung vieler Angehöriger oder Patienten korreliert der Schweregrad der Hauttrockenheit nicht direkt mit der Trinkmenge der Patienten. Der Zustand der trockenen Haut kann durch systemische Faktoren oder Medikamente nur unwesentlich kompensiert werden. Viel wichtiger ist die konsequente Anwendung einer adäquaten Hautpflege. In erster Linie sollte eine Hautpflege ausreichende Mengen Fette (Lipide) und ggf. flüssigkeitsbindende Substanzen wie 4–10 % Harnstoff (Urea) enthalten.

> **Für die tägliche Hautpflege unter Kompressionstherapie eignen sich meist sehr gut Basissalben mit 5 % Harnstoff.**

Das Ziel der Anwendung lipidreicher Basistherapeutika ist eine möglichst rasche, gleichmäßige Verteilung innerhalb der oberen Hautschichten. Bei Problemen mit fertigen Hautpflegepräparaten kann auch eine Herstellung von individuellen Magistralrezepturen durch Apotheken erfolgen. Hierbei kommen beispielsweise Basiszubereitungen wie Basissalbe, Basiscreme etc. entsprechend dem Deutschen Arzneimittel-Codex (DAC) zum Einsatz. Insbesondere die DAC-Basissalbe ist eine hypoallergene Grundlage für Patienten mit multiplen Kontaktallergenen, in die dann beispielsweise 5 % Urea eingearbeitet wird. In höheren Konzentrationen können Harnstoffzubereitungen, insbesondere bei entzündlicher Haut, als irritierend und unangenehm reizend empfunden werden. Alternativen sind Zubereitungen, die – ggf. in Kombination mit niedrigeren Harnstoffkonzentrationen – Glycerin/Glycerol, Allantoin, Milchsäure oder Sorbitol enthalten. Bei ausgeprägtem Juckreiz kann zusätzlich Polidocanol (Thesit) verwendet werden. Der Stellenwert weiterer Zusätze, wie Nachtkerzenöl, Silber, Ceramide oder Omega-Fettsäuren, wird noch kontrovers diskutiert. Bei der Auswahl des geeigneten Produktes ist es wichtig, die Grundlagen der Galenik (Lehre der Herstellung von Arzneimitteln) zu kennen (**Abb. 20.13**).

Bei sehr trockener Haut sind Hautpflegeprodukte mit hohem Fettanteil wie Salben zu bevorzugen. Da sie hydrophob sind, haben sie eine gute Schutzwirkung beispielsweise vor Mazerationen und können daher auch in der Wundumgebung zum Einsatz kommen. Hingegen werden bei floriden, nässenden Ekzemen eher flüssige Zubereitungen wie Cremes oder Lotionen verwendet. Cremes bestehen hauptsächlich aus Wasser und einer fettigen Grundlage. Zudem sind ihnen meist Emulgatoren, Konservierungsstoffe sowie ggf. Farbstoffe zugesetzt.

> Der Merksatz »Feucht auf feucht, trocken auf trocken« meint, dass bei trockener Haut eher fettreiche Zubereitungen wie Salben und bei nässenden Befunden eher flüssige Zubereitungen wie Lotionen eingesetzt werden sollten.

Hautpflege sollte unter Kompressionstherapie konsequent 1- bis 2-mal täglich erfolgen. Die Kompressionstherapie ist allerdings erst anzulegen, wenn das Hautpflegeprodukt vollständig eingezogen ist. Die Vorlieben der Patienten sind bei der Produktauswahl unbedingt zu beachten, damit es dauerhaft zu einer guten Akzeptanz bei der Anwendung kommt. Produkte, die als unangenehm empfunden werden, sich schlecht verteilen lassen oder unangenehm riechen, werden von Patienten sicher nicht oft genutzt. Zudem können sehr fette Zubereitungen, insbesondere in warmen Sommermonaten, zu einem Hitzestau und Follikulitiden (»Pickel«) führen. Insofern sollte die tatsächlich praktizierte Hautpflege der Patienten in regelmäßigen Abständen aktiv hinterfragt und ggf. eine Umstellung angeboten werden. Um die Akzeptanz zu verbessern, wurden Zubereitungen mit liposomalen, oleosomalen, lamellären und anderen kolloidalen Systemen wie Nanopartikel oder Mikroemulsionen entwickelt, die sich meist besser verteilen lassen.

Edukation

Kerstin Protz

K. Protz et al., *Kompressionstherapie,*
DOI 10.1007/978-3-662-49744-9_21, © Springer-Verlag Berlin Heidelberg 2016

Der Therapiefokus bei Patienten mit Ulcus cruris venosum (UCV) liegt auf einer Reduktion der Druck- und Volumenüberlastung im Venensystem. Die kontinuierliche Kompressionstherapie ist somit die Basis für die erfolgreiche Behandlung des UCV. Diese Diagnose bedeutet für den Patienten gravierende Einschränkungen in seiner Lebensqualität. Die Erkrankung belastet ihn in mehrfacher Hinsicht: unter physischen, psychischen und sozialen Aspekten. Die Patientenedukation ist im Krankenpflegegesetz verankert und soll es Patienten ermöglichen, ein Verständnis für ihr Krankheitsbild und damit verbundene Therapien zu entwickeln. Ein zentraler Aspekt hierbei ist die adäquate Kompressionstherapie und die damit zusammenhängenden bzw. unterstützenden Maßnahmen.

21.1   Was ist Edukation

Edukation orientiert sich an den individuellen Bedürfnissen und Möglichkeiten des Betroffenen. Sie umfasst die ineinander übergreifenden Bereiche Information, Beratung, Schulung sowie Anleitung. Grundlage der edukativen Maßnahmen ist das Verständnis für die Situation des Patienten. So ist bei Patienten mit UCV die Eigenbewegung, beispielsweise regelmäßige Fußgymnastik, maßgeblich für den Therapieerfolg (▸ Abschn. 20.1). Die individuellen Schwerpunkte des Betroffenen, seine Absichten und persönlichen Fähigkeiten sind Grundlage der Edukation. Ärzte und Pflegefachkräfte nutzen bei der Edukation ihre sozialen, fachlichen, kommunikativen und pädagogischen Kompetenzen. Grundlegend sind gleichermaßen aktuelles Fachwissen wie auch umfassende Kenntnisse in der Beratung zur Produkt- bzw. Hilfsmittelauswahl und deren Nutzung. Da die Kostenträger Edukation nicht oder nur unzureichend erstatten, entsteht häufig eine Diskrepanz zwischen den durch Experten, Standards und Leilinien geforderten und den tatsächlich in der Praxis geleisteten Maßnahmen. Weitere Gründe hierfür können Zeitmangel und Unterbesetzung sein.

21.2   Compliance und Adhärenz

Der Begriff der Compliance bezeichnet die Einhaltung der Vorgaben des Therapeuten durch den Patienten. Hierfür ist es nicht notwendig, dass der Patient die Therapieanweisungen versteht, mit den Maßnahmen einverstanden ist oder deren Sinnhaftigkeit akzeptiert. Diese veraltete Sichtweise sieht die Verantwortung für einen Therapieerfolg oder ein Therapieversagen einseitig bei dem Patienten.

Das adäquate Patientenverhalten wird aktuell durch den Begriff der Adhärenz beschrieben. Dieser Begriff beurteilt das Ausmaß, in dem sich das Verhalten des Patienten an den Empfehlungen des Therapeuten orientiert. Diese Herangehensweise bezieht den Patienten als aktiven Partner in den Entscheidungs- und Versorgungsprozess mit ein. Er versteht auf Basis von Erklärungen den Sinn der Empfehlungen und entscheidet letztlich frei, ob er mit diesen einverstanden ist.

❯ **Heutzutage sollte nicht mehr von Compliance, sondern besser von Adhärenz gesprochen werden. Gemeint ist hierbei die Umsetzung von Empfehlungen der Therapeuten durch den Patienten, der über den Sinn von Maßnahmen aufgeklärt wurde, sodass er eine bewusste Entscheidung treffen kann.**

21.3   Patientenperspektive

Patienten wünschen sich eine wertschätzende, vertrauensvolle und kompetente Kommunikation, die die Auswirkungen der Kompressionstherapie auf ihren Alltag erfasst und entsprechende Strategien mit einbezieht. Widersprüchliche Aussagen aus dem Behandlungsteam oder unterschiedliche Methoden erschweren das Verständnis für die Maßnahmen und verunsichern.

❯ **Betroffene werden oft schnell als »dickköpfig«, »starrsinnig« oder non-compliant bzw. non-adhärent angesehen, dabei sind sie häufig lediglich ungenügend aufgeklärt und werden nicht ausreichend mit einbezogen.**

Komplexe Begrifflichkeiten und Fachsprache erschweren dem Patienten unnötig das Verständnis für die Therapie. Manche Betroffene entwickeln durch ärztliche oder pflegerische Fachbegriffe eine falsche Vorstellung von der Versorgung. Bei der Edukation sind daher solche Ausdrücke zu vermeiden. Patienten halten beispielsweise ein Ulkus für ein Magengeschwür und die Bezeichnung »venös« ist meist zu abstrakt, wenn der Betroffene seine Wunde als »offenes Bein« versteht. Auch besteht auf Patientenseite häufig Unverständnis, warum Wundexsudat, das sie selbst als Eiter interpretieren, durch die Kompression scheinbar in das Bein zurückgedrückt wird.

> **Sowohl Therapiemaßnahmen als auch Behandlungsziele sind Patienten grundsätzlich in verständlichen Worten zu vermitteln.**

Patienten mit UCV und der damit verbundenen Kompressionstherapie berichten von gravierenden Einschränkungen in ihrem Alltag. Hierzu zählen vor allem Exsudat- und Geruchsbelästigungen, Juckreiz, geschwollene und müde Beine, reduzierte Kleider- und Schuhauswahl, Beeinträchtigungen in der täglichen Hygiene, Verlust der gewohnten Selbstständigkeit, Schlafstörungen und ein insgesamt negativ empfundenes Körperbild. Zudem behindern feuchte Verbände und ein als »nicht schick« wahrgenommenes Schuhwerk die gewohnten täglichen Aktivitäten. Die Freizeitgestaltung wird eingeschränkt und Termine orientieren sich an den Erfordernissen der Therapie und nicht mehr an den Bedürfnissen des Betroffenen. Dies führt häufig zu einer Reduzierung der sozialen Kontakte, da die eigenverantwortliche Lebensführung dem Betroffenen nicht mehr möglich ist. Damit einher gehen psychische Belastungen wie Frustration und Traurigkeit bis hin zu einer Depression. Zudem kommen berufliche und finanzielle Belastungen hinzu.

21.4   Durchführung der Edukation

Der Versorger erfragt zu Beginn des edukativen Gesprächs das Vorwissen des Patienten hinsichtlich Maßnahmen und Materialien der Kompressionstherapie sowie deren Pflege und Anwendung. Unter Einbindung der Angehörigen werden gemeinsame Ziele besprochen und ein Zeitrahmen dafür festgelegt. Es gilt beispielsweise zu ermitteln, ob der

Patient die Kompressionsversorgung selbstständig, vollständig oder teilweise mit Hilfe anlegt oder ob er lediglich Kenntnisse darüber benötigt, was, wann, wie, warum zu machen und zu verwenden ist. Die Übergabe von ergänzendem und verständlichem Informationsmaterial unterstützt die verbale Anleitung.

21.5   Inhalte der Edukation

Die Steigerung der Akzeptanz für das tägliche, regelmäßige Tragen der Kompressionsversorgung sowie der korrekte Umgang mit den Materialien bilden einen Schwerpunkt der edukativen Maßnahmen. Einfache Strategien und unkomplizierte Maßnahmen können dem Patienten den Alltag mit der Kompressionstherapie erleichtern. Grundlage für die Umsetzung nachfolgender Alltagstipps sind die Motivation, die Möglichkeiten und das Verständnis des Patienten.

> **Tipp**
>
> Für die folgenden Empfehlungen gibt es kaum wissenschaftliche Evidenz. Sie finden dennoch in vielen Publikationen Erwähnung und können somit als Expertenstandard angesehen werden. Zudem sind sie grundsätzlich physiologisch sinnvoll. Die Umsetzung erfolgt nach individuellen Möglichkeiten und Gegebenheiten.

- Beine sollten zur Entspannung, so oft wie möglich, über Herzniveau (10–15 cm) hochgelegt, aber nicht übereinander geschlagen werden (◘ Abb. 21.1).
- Übermäßige Wärme (Temperaturen über 28 °C) ist zu vermeiden, da sich dadurch die Gefäße weiter ausdehnen und der Rücktransport des Blutes zudem erschwert wird. Dies bedeutet: kein heißes Vollbad, Sonnenbad, Solariumbesuch und keine Wärmflasche oder Fußbodenheizung! Ein Saunabesuch ist unbedingt mit einem Kältebad abzuschließen.
- Wasseranwendungen nach Kneippscher Art, beispielsweise warm-kalte Wechselbäder, Was-

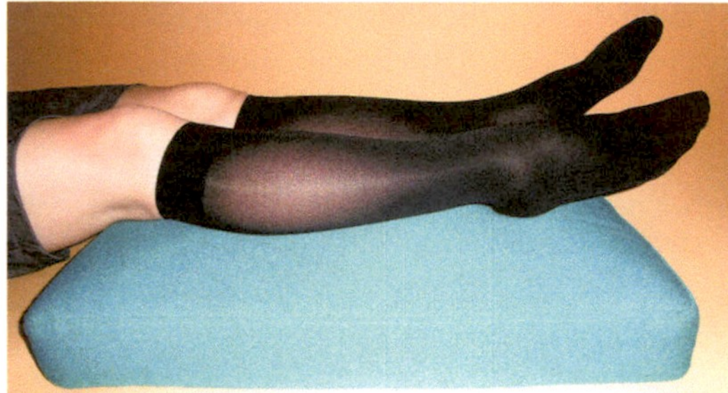

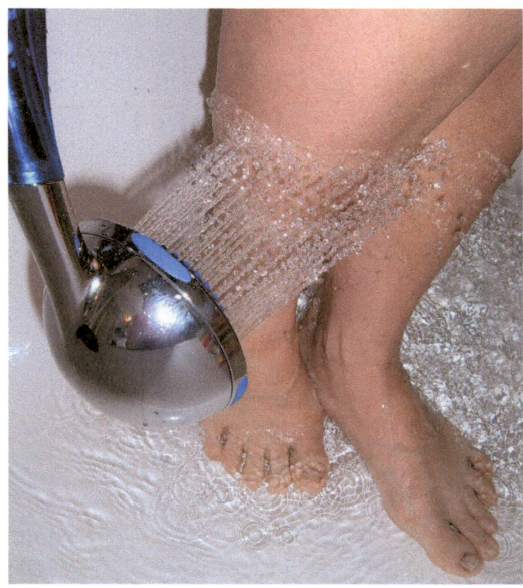

Abb. 21.1 Beine über Herzniveau hochlegen. (Foto: Kerstin Protz)

sertreten, kalte Güsse, tägliches kaltes (bei 18–20 °C) Abduschen der Beine, fördern die Durchblutung (■ Abb. 21.2).

— Pflanzenbesprüher, die mit Eiswasser befüllt sind, dienen im Sommer der Kühlung der komprimierten Beine. Feucht eingefrorene Handtücher können, über der Kompressionsversorgung angelegt, hierfür ebenfalls hilfreich sein.

— Kurz geschnittene und gefeilte Fuß- und Fingernägel sowie das Ablegen von Schmuck und Uhr beim Anziehen schonen die Kompressionsstrumpfmaterialien. Aus demselben Grund ist einer übermäßigen Hornhautbildung durch konsequente Hautpflege vorzubeugen.

— Ein faltenfreies Anlegen der Kompressionsversorgung beugt der Entstehung von Druckstellen oder Schnürfurchen vor.

— Da Übergewicht und insbesondere Bauchfettschürzen auf die Gefäße drücken, sollte bei Adipositas eine Gewichtsreduktion empfohlen werden.

— Es ist auf eine ausreichende Flüssigkeitszufuhr und eine ballaststoffreiche Ernährung zu achten.

— Schweres Heben sowie Kraftsport sind zu vermeiden, da dies die Gefäße belastet und zusätzlich das Blut nach unten in die Beine drückt. Beim Einkaufen kann beispielsweise ein Rollkuli genutzt werden.

— Eine Beratung über farbige oder speziell designte Kompressionsstrümpfe unterstützt den Patienten darin, eine Versorgung nach seinem Geschmack zu finden.

Abb. 21.2 Beine kalt abduschen. (Foto: Kerstin Protz)

21.5.1 Bekleidung

Durch die Kompressionbandagierung nehmen Bein- und Fußumfang zu. Daher beklagen viele Betroffene, dass sie nicht mehr in die gewohnten Schuhe passen. Offene »Schlappen«, die eine Sturzgefahr bergen, oder die häufig empfohlenen Verbandschuhe stellen insbesondere für modebewusste Patienten keine Option dar. Eine alltagstaugliche Alternative ist die Nutzung von sportlichen, atmungsaktiven Halbschuhmodellen, beispielsweise den turnschuhähnlichen Sneakern (■ Abb. 21.3).

Bei dem Kauf ist darauf zu achten, dass ein Modell in ausreichender Weite, notfalls eine Nummer größer gewählt wird. Benötigt nur ein Fuß einen »größeren« Schuh, kann der andere durch eine zusätzliche Einlage günstig angepasst werden. Bei extremen Stauungen im Fußbereich ist es allerdings zu Beginn oft nicht möglich, auf den Einsatz von Verbandschuhen zu verzichten. Schuhe mit flachen Absätzen und flexiblen Sohlen unterstützen den natürlichen Abrollvorgang und somit die Muskelvenenpumpen. Die Schuhe sollten eine intakte Sohle haben und keine Risse aufweisen. Zudem wird der Patient darauf aufmerksam gemacht, keine einschnürende Kleidung zu tragen und grundsätz-

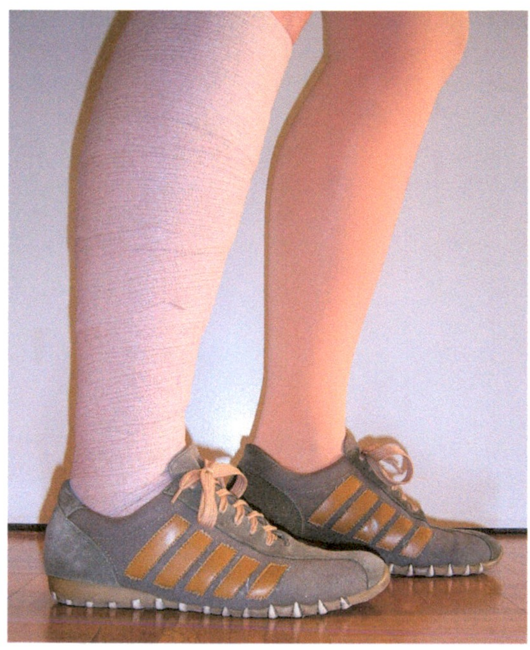

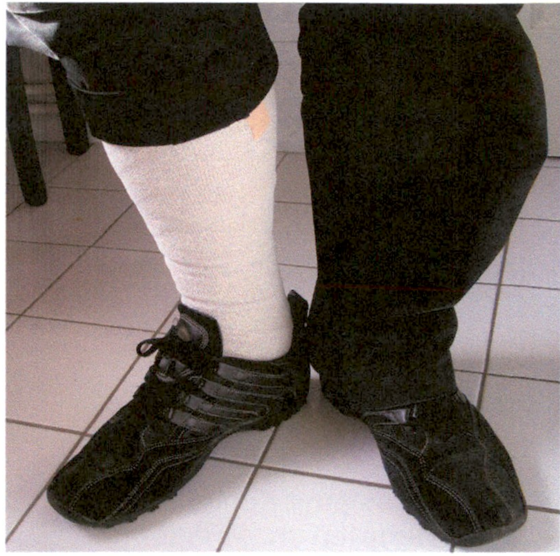

lich auf Miederhosen, Korsetts, enge Bündchen an Strümpfen und Socken zu verzichten.

> **Tipp!**
>
> Große Mengen an Wundexsudat können sich schnell auf der Kleidung abzeichnen und dem Patienten ein ungepflegtes Erscheinungsbild geben. Daher ist das Tragen von dunkler, weiter und langer Beinbekleidung in der initialen Entstauungsphase geeignet, solche negativen Eindrücke zu vermeiden, da sich Exsudat nicht so schnell abzeichnet (Abb. 21.4).

21.5.2 Hautpflege

Patienten schildern häufig, dass sie unterhalb der Kompressionsversorgung unter Hautirritationen wie Trockenheit, Schuppungen, Juckreiz, Rötungen oder sogar Ekzemen leiden. Diese Reizungen werden teilweise durch die Reibung der Kompressionsmaterialien auf der Haut ausgelöst, entstehen aber auch durch Hautveränderungen aufgrund der

Grunderkrankung, der CVI. Hinweise zu der adäquaten Hautpflege und die Beratung zu entsprechenden Produkten sind daher Bestandteil der Edukation (▶ Abschn. 20.3). Grundsätzlich ist bei schwerwiegenderen Befunden die Vorstellung bei einem Dermatologen anzuraten.

21.5.3 Venensport

Mindestens 30 min Venensport sollten zu der täglichen Routine des Patienten werden. Dies unterstützt die Wirkweise der Kompressionstherapie. Informationen hierüber wie auch die Anleitung zu bestimmten Übungen sind daher Bestandteil der Edukation (▶ Abschn. 20.1).

> **Cave**
>
> Aus Angst, sich Verletzungen zuzuziehen und so weitere Wunden zu provozieren, vermeiden es die Betroffenen häufig, sich zu bewegen. In solchen Fällen ist es oft sinnvoll, zu Beginn die Bewegungsübungen durch einen (Physio-)Therapeuten überprüfen zu lassen.

21.5.4 Schmerzen

Meist mindert die Kompressionsversorgung im Zusammenhang mit Bewegung Schmerzen. Direkt bei

Anlage können unangenehme Empfindungen wie Pochen, Druck bis hin zu Schmerzen auftreten. Dies führt dazu, dass einige Patienten die Kompressionsversorgung sofort wieder entfernen. Daher ist es für den Betroffenen eine wesentliche Information, dass sich diese unangenehmen Empfindungen durch Bewegung nach kurzer Zeit mindern.

❗ Cave

Treten starke Schmerzen auf, die sich nicht nach Bewegung innerhalb von 10–15 min lindern, ist die Kompression umgehend zu entfernen.

21.5.5 Umgang mit Kompressionsstrümpfen und -binden

Die Kompressionsmaterialien sind für den Patienten etwas Neues und Ungewohntes. Die Edukation gibt neben Tipps zu der sachgerechten Anwendung auch Ratschläge für die Materialpflege (▶ Kap. 13).

21.5.6 An- und Ausziehhilfen

Diese Systeme gibt es sowohl für geschlossene Strümpfe als auch für Strümpfe mit offener Fußspitze. Patienten mit geringer Körperkraft oder Bewegungseinschränkungen wird so das An- und Ausziehen ihrer Kompressionsstrümpfe erleichtert. Zudem schützen sie das Strumpfmaterial. Informationen hierüber und, soweit möglich, die individuelle Beratung über infrage kommende An- und Ausziehhilfen sind Bestandteil der Edukation und können auch durch Mitarbeiter von Sanitätshäusern erfolgen (▶ Kap. 7).

❗ Cave

Oft gehen Patienten davon aus, dass die Kompressionsversorgung nicht mehr notwendig ist, sobald die Wunde abgeheilt ist. Sie sind daher darüber aufzuklären, dass die Kompressionstherapie der wichtigste Aspekt der Rezidivprophylaxe ist.

Patientenedukation bedeutet mehr als nur einen zusätzlichen Zeit- und Ressourcenaufwand. Sie ist wesentlich, um den Patienten zu einem selbstbestimmten Umgang mit seiner Erkrankung zu befähigen und führt zu einem verständnisvollen Miteinander auf Versorger- und Betroffenenseite.

Aktueller Versorgungsstand des Ulcus cruris venosum in Deutschland

Kristina Heyer

K. Protz et al., *Kompressionstherapie*,
DOI 10.1007/978-3-662-49744-9_22, © Springer-Verlag Berlin Heidelberg 2016

Viele Studien zeigen, dass Patienten mit Ulcus cruris (UC), unabhängig von der Ätiologie, in ihrer Lebensqualität sehr eingeschränkt sind, einen hohen pflegerischen sowie medizinischen Aufwand benötigen und das Gesundheitssystem verstärkt in Anspruch nehmen. Somit stellt die Versorgung der Patienten mit UC durch hohe Krankheitskosten auch eine wirtschaftliche Herausforderung dar. Im Zuge des demografischen Wandels und der dadurch bedingten zunehmenden Zahl an Gefäßerkrankungen älterer Menschen muss mit einem weiteren Zuwachs an Patienten mit dieser Erkrankung gerechnet werden. Trotz dieser Bedeutung des UC gibt es nur wenige Studien, welche die Erkrankungshäufigkeit in Deutschland untersucht haben.

Aktuelle Analysen der BARMER GEK zeigen, dass die Erkrankungshäufigkeit des UC im Jahr 2012 0,28 % betrug. In diesem Jahr litten somit 210.000 Personen in Deutschland unter einem floriden (aktiven) UC. Von 2009 bis 2012 erkrankten zudem 350.000 Personen neu an einem UC in Deutschland. In diesem Zeitraum konnte eine jährliche Erhöhung der Erkrankungshäufigkeit festgestellt werden. Die Prävalenz des Ulcus cruris venosum (UCV) kann unter Berücksichtigung des Ulcus cruris mixtum (UCM) und unter Annahme eines Anteils von 70 % unter den Versicherten mit einem kodierten, nicht näher bezeichneten UC auf 156.463 Personen im Jahr 2012 geschätzt werden. Damit liegt die vorgefundene floride Erkrankungshäufigkeit des UCV im Jahr 2012 im Vergleich zur Bonner Venenstudie aus dem Jahr 2003 mit 80.000 Personen deutlich höher.

> **In Deutschland hatten etwa 210.000 Personen im Jahr 2012 ein florides Ulcus cruris, davon etwa 156.00 Personen ein florides Ulcus cruris venosum und somit deutlich mehr Personen als bislang angenommen.**

Zudem zeigen die Analysen der BARMER GEK, dass durchschnittlich mehr Frauen als Männer unter einem UCV leiden und dass mit höherem Lebensalter die Wahrscheinlichkeit für das Auftreten eines UCV steigt (◘ Abb. 22.1). Die Wahrscheinlichkeit, an einem UCV zu erkranken, verdoppelt sich zwischen dem 60. und 70. Lebensjahr.

Die Kosten der Versorgung von Menschen mit UC, unabhängig von der Ätiologie, liegen im Durchschnitt pro Patient und Jahr aus Sicht der gesetzlichen Krankenversicherung (GKV) als

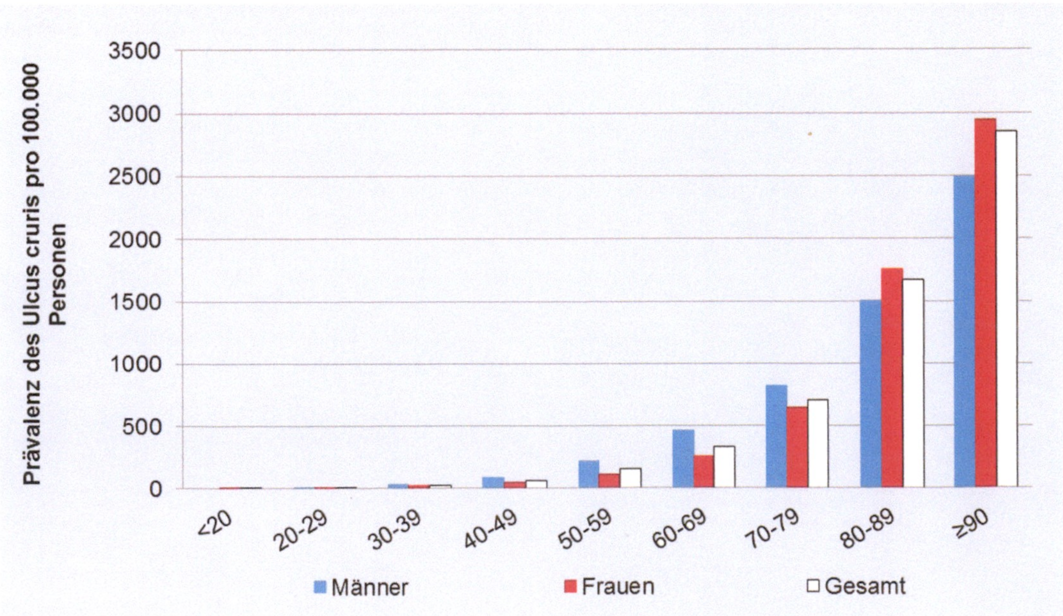

◘ **Abb. 22.1** Alters- und geschlechtsabhängige Prävalenz des floriden UCV pro 100.000 Versicherte im Jahr 2012 (n = 8.498). Daten der BARMER GEK

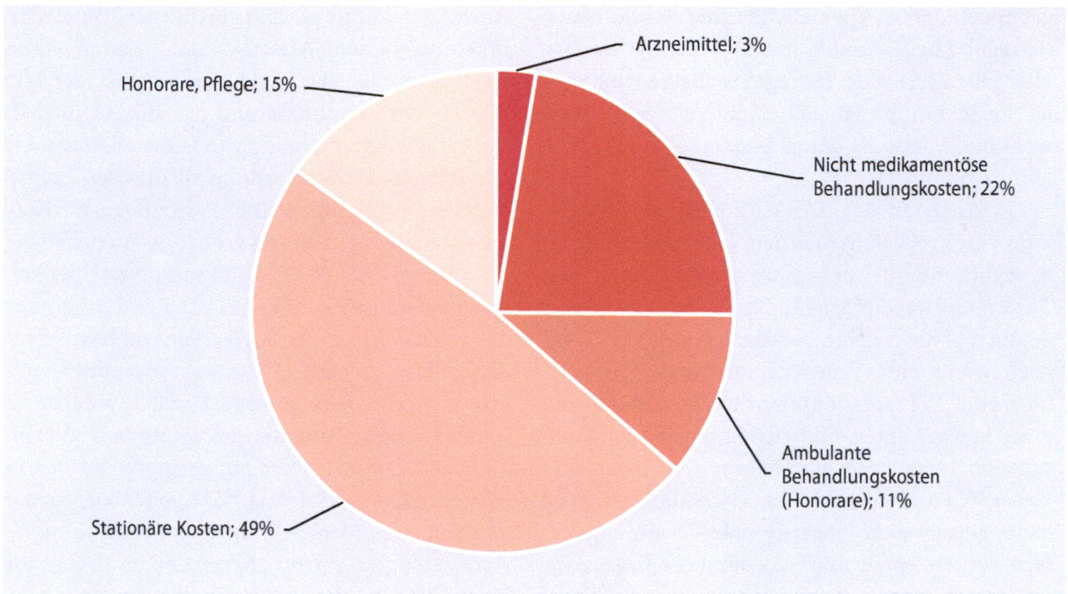

Abb. 22.2 Kostenverteilung des Ulcus cruris unabhängig von der Ätiologie

Kostenträger (GKV) zwischen 8.000 Euro und 10.000 Euro. Die höchsten Kosten entfallen hierbei auf die stationären Behandlungen (Abb. 22.2). Die Kosten für Ressourcenverbräuche, wie wundrelevante Arzneimittel und Wundprodukte, belaufen sich auf 2.000 Euro und 3.000 Euro; Wundauflagen stellen den höchsten Anteil an den Ressourcenverbräuchen. Bei Gesamtkosten von im Mittel 9.000 Euro pro Patient und Jahr und bei einer vorgefundenen Prävalenz von 0,3 % (210.000 Patienten) entstehen somit geschätzte Gesamtkosten aus Sicht der GKV von etwa 2 Mrd. Euro pro Jahr.

> **Die Versorgung der Patienten mit Ulcus cruris ist mit hohen Krankheitskosten verbunden.**

Angesichts der hohen Krankheitslast und der enormen ökonomischen Belastung kommt der qualifizierten und zeitgerechten Therapie des UCV eine hohe Bedeutung zu. Durch eine frühzeitige leitliniengerechte Behandlung können die Erkrankungshäufigkeit und das Wiederauftreten eines UCV und die daraus resultierenden Folgekosten meist verringert sowie die Behandlungszeit verkürzt werden. Zudem kann dies erheblich zur Verbesserung der Lebensqualität beitragen und damit den gesamten Nutzen der Wundversorgung positiv beeinflussen.

Eine Säule der kausalen Behandlung des UCV ist die Kompressionstherapie, deren Wirksamkeit in vielen Studien mit guter wissenschaftlicher Qualität hinreichend belegt wurde.

Bislang gibt es allerdings nur wenige Studien, die die Versorgung und die Versorgungsqualität von Patienten mit UC unabhängig von der Ätiologie und dem UCV im Speziellen untersuchen. Die Auswertung der GKV-Daten zeigt, dass bei der Mehrheit (61 %) der Versicherten mit UCV keine Kompressionstherapie verordnet wurde. Betrachtet wurde jeweils der Zeitraum ein Jahr vor und nach Wundbeginn bei neuerkrankten Versicherten mit UCV. Zudem konnten in dieser Analyse bundesweit einige regionale Versorgungsunterschiede identifiziert werden. Der Anteil der Kompressionstherapie bei Versicherten mit UCV zeigt die niedrigste Versorgung im Saarland mit 33 %; in Bremen und Hamburg wurde hingegen die Hälfte der betroffenen Versicherten mit einer Kompressionstherapie versorgt.

Diese Ergebnisse spiegeln sich ebenfalls in den Zahlen der Hamburger Wundstudie wider, bei der Wundversorger in Hamburg befragt wurden. Der Anteil von nicht mit Kompressionstherapie versorgten Patienten mit UCV lag bei 41 %. Ähnliche Ergebnisse konnten ebenfalls in einer bundesweiten Befragung bei Patienten mit UCV gezeigt werden. Hier gaben 31,1 % der befragten Patienten mit UCV an, keine Kompressionstherapie zu erhalten, obwohl die Wunde im Mittel bereits seit über einem Jahr bestand.

In Analysen der BARMER GEK zu Venenerkrankungen der Beine aus dem Jahr 2008 und unter zusätzlicher Berücksichtigung von Versicherten mit Thrombose war der Anteil an Kompressionstherapie deutlich geringer: Nur etwa jeder vierte der Versicherten mit einer Venenerkrankung der Beine erhielt eine Kompressionsverordnung. Obwohl mit einer konsequenten und richtig angelegten Kompressionsversorgung die Heilungswahrscheinlichkeit erhöht und das Rezidivrisiko minimiert werden kann, zeigen auch internationale Versorgungsstudien von Patienten mit UCV ähnliche Ergebnisse. Hier erhielt ebenfalls die Mehrheit der Patienten, zwischen 50 und 60 %, keine Kompressionstherapie.

Die Kompressionsbandagierung sollte nach Beendigung der Entstauungsphase, bei normalem Verlauf nach etwa 3–4 Wochen, auf Ulkus-Strumpfsysteme umgestellt werden. Diese Umstellung wird empfohlen, da Strümpfe den Druck besser halten, weniger verrutschen und auftragen und somit zu der Steigerung der Lebensqualität des Patienten beitragen. Jedoch zeigt eine aktuelle Studie, dass Kompressionsbinden durchschnittlich 40,7 Wochen getragen werden, somit 10-mal länger als im optimalen Behandlungsverlauf vorgesehen.

In der Analyse auf Ebene der GKV-Daten erhielten von Versicherten mit einer Kompressionsverordnung 32 % medizinische Kompressionstrümpfe (MKS) und 14 % Verbände mit Kurzzugbinden. Seltener (ca. 2 %) wurden Mehrkomponentensysteme verordnet. MKS sind somit die am häufigsten verordneten Materialien der Kompressionstherapie. Trotz guter wissenschaftlicher Datenlage deutet der geringe Verordnungsanteil an Mehrkomponentensystemen darauf hin, dass diese Systeme, obwohl sie seit dem Jahr 2000 in Deutschland verfügbar sind, vielen Anwendern noch nicht bekannt sind oder deren Nutzen nicht hinreichend gegenwärtig ist. Ein weiterer Aspekt, dass diese Systeme kaum zum Einsatz kommen, kann sein, dass Verordner Einmalmaterialien zunächst als kostenintensiver empfinden. Die mangelnde Kenntnis der

Anwender konnte auch in einer deutschlandweiten Erhebung zu dem Wissenstand der Kompressionstherapie gezeigt werden. In der Studie wurden bundesweit die Kenntnisse und das Wissen über die Kompressionsversorgung von teilnehmenden Ärzten, Pflegefachkräften und medizinischen Fachangestellten im Rahmen einer Fortbildung zur Kompressionstherapie untersucht. Die Mehrheit der Teilnehmer (85–90 %) kannte die verschiedenen Kompressionsversorgungen wie Mehrkomponentensysteme, Ulkus-Strumpfsysteme und das Prinzip der Unterpolsterung nicht. Diese Erkenntnisse spiegeln sich ebenfalls in einer kürzlich publizierten bundesweiten Patientenbefragung zur Versorgungspraxis wider. Nur ein geringer Teil der Patienten gab an, mit Mehrkomponentensystemen versorgt zu werden, 31% hatten gar keine Kompressionsversorgung trotz bestehendem UCV und knapp 70 % der Patienten erhielten bei einer Kompressionsbandagierung keine Unterpolsterung. In einer anderen Studie wurde darüber hinaus die praktische Fähigkeit, eine Kompressionsbandagierung innerhalb einer Druckwertspanne von 50–60 mmHg anzulegen, erfasst. Nur etwa 10 % der Teilnehmer gelang es, den zu erreichenden Druckbereich anzulegen. Zudem zeigte sich ein statistisch signifikanter Druckabfall (6,7 mmHg) nach viermaliger Dorsalflexion, durch Nachgeben des Bindematerials oder Verrutschen der Binden. Da die Mehrheit der Kompressionsbandagierungen unter der zu erzielenden Druckwertspanne lag und der Kompressionsdruck rasch abfiel, schlussfolgern die Autoren, dass ein entsprechend hoher Druckwert anzulegen ist. Auch internationale Studien belegen, dass es den Versorgern an Wissen und praktischen Fähigkeiten mangelt.

> **In Deutschland erhalten etwa 30–60 % der Patienten mit Ulcus cruris venosum keine Kompressionstherapie. Zudem existiert bei den Anwendern bis heute ein mangelndes Wissen über Materialien, Verbandsysteme und den Umgang mit der Kompressionstherapie.**

Trotz der wissenschaftlich gut belegten Wirksamkeit besteht bis heute in Deutschland eine Unter- oder auch Fehlversorgung der Patienten mit UCV mit Blick auf eine leitliniengerechte medizinische

Kompressionstherapie. Neben der mangelnden Umsetzung liegt zudem ein großes Defizit in Bezug auf das Wissen und den richtigen Umgang mit der Kompressionstherapie in Deutschland vor. Es besteht daher weiterer Handlungsbedarf, um die leitliniengerechte Kompressionstherapie besser in der täglichen Praxis zu etablieren. Eine Wissenssteigerung über Material und Umgang sowohl bei den Behandlern als auch bei den Patienten kann die Abheilungszeiten verkürzen, Kosten einsparen und die Lebensqualität steigern. Eine standardisierte Schulung aller beteiligten Versorger über die Effizienz und Anwendung der Kompressionstherapie wäre vor diesem Hintergrund erstrebenswert. Eine optimierte Patientenaufklärung, beispielsweise in Form von spezifischen Patientenbroschüren für die Unterstützung der Patientenedukation, ist hierfür eine sinnvolle Ergänzung.

> **Bis heute ist die Mehrheit der Patienten mit Ulcus cruris venosum hinsichtlich der Kompressionstherapie unter- oder auch fehlversorgt. Neben einer optimierten Patientenaufklärung sind daher standardisierte Schulungen über Nutzen und Anwendung der Kompressionstherapie bei allen Versorgern anzustreben.**

Serviceteil

K. Protz et al., *Kompressionstherapie*,
DOI 10.1007/978-3-662-49744-9, © Springer-Verlag Berlin Heidelberg 2016

Anhang: Tabellenüberblick – Kompressionsmaterialien

Kerstin Protz

◘ Tab. 23.1 Mehrkomponentensysteme

Name	Breite und Länge	Hersteller	PZN
Askina 2-Layer-System	10 cm × 6,5 m	B. Braun	09051902
Askina 2-Layer-System	12 cm × 7,5 m	B. Braun	09051910
Coban 2 Lagen	Schaumstoff-Binde 10 cm × 2,7 m und Kurzzug-Binde 10 cm × 4,7 m	3M medica	01529955
Coban 2 Lagen Lite	Schaumstoff-Binde 10 cm × 2,7 m und Kurzzug-Binde 10 cm × 4,7 m	3M medica	05749777
Jobst Compri2	25–32 cm	BSN medical	10541091
Jobst Compri2	18–25 cm	BSN medical	10541085
Jobst Compri2 lite	18–25 cm	BSN medical	10541116
Jobst Compri2 lite	25–32 cm	BSN medical	10541122
PROFORE	< 18 cm	Smith & Nephew	01214536
PROFORE	18–25 cm	Smith & Nephew	01214499
PROFORE	25–30 cm	Smith & Nephew	01214542
PROFORE	> 30 cm	Smith & Nephew	01214565
PROFORE latexfrei	18–25 cm	Smith & Nephew	01528602
PROFORE Lite	18–25 cm	Smith & Nephew	01214588
PROFORE Lite Latexfrei	18–25 cm	Smith & Nephew	01528542
PütterPro2	10 cm	Paul Hartmann	11482930
ROGG duo	10 cm × 6,5 m	ROGG Verbandstoffe	10228135
Rosidal TCS	Rosidal SC 10 cm × 3,5 m, Rosidal CC 10 cm × 6 m	Lohmann & Rauscher	09641350
Rosidal TCS	Einzelbinde SC 10 cm × 3,5 m	Lohmann & Rauscher	09929660
Rosidal TCS	Einzelbinde CC 10 cm × 6 m	Lohmann & Rauscher	09929654
UrgoK2	8 cm/18–25 cm	URGO	05381805
UrgoK2	10 cm/18–25 cm	URGO	05005120
UrgoK2	12 cm/18–25 cm	URGO	05381811
UrgoK2	8 cm/25–32 cm	URGO	05381828
UrgoK2	10 cm/25–32 cm	URGO	05005189
UrgoK2	12 cm/25–32 cm	URGO	05381834

Tab. 23.1 (Fortsetzung)

Name	Breite und Länge	Hersteller	PZN
UrgoK2 Latex Free	10 cm/18–25 cm	URGO	02421912
UrgoK2 Latex Free	10 cm/25–32 cm	URGO	02427429
UrgoK2 LITE	10 cm/18–25 cm	URGO	08464130
UrgoK2 LITE	10 cm/25–32 cm	URGO	08464153
UrgoK2 LITE Latex Free	10 cm/18–25 cm	URGO	02428096
UrgoK2 LITE Latex Free	10 cm/25–32 cm	URGO	02428239

Tab. 23.2 Kurzzugbinden

Name	Breite und Länge	Hersteller	PZN
Askina Kurzzugbinde	6 cm × 5 m, 1 Karton à 10 Stück	B. Braun	09914865
Askina Kurzzugbinde	8 cm × 5 m, 1 Karton à 10 Stück	B. Braun	09914871
Askina Kurzzugbinde	10 cm × 5 m, 1 Karton à 10 Stück	B. Braun	09914888
Askina Kurzzugbinde	12 cm × 5 m, 1 Karton à 10 Stück	B. Braun	09914894
Comprilan	6 cm × 5 m, 1 Binde	BSN medical	02059664
Comprilan	8 cm × 5 m, 1 Binde	BSN medical	02059670
Comprilan	10 cm × 5 m, 1 Binde	BSN medical	02059687
Comprilan	12 cm × 5 m, 1 Binde	BSN medical	02059693
Comprilan	6 cm × 5 m, 1 Karton à 10 Stück	BSN medical	04592575
Comprilan	8 cm × 5 m, 1 Karton à 10 Stück	BSN medical	04592581
Comprilan	10 cm × 5 m, 1 Karton à 10 Stück	BSN medical	04592598
Comprilan	12 cm × 5 m, 1 Karton à 10 Stück	BSN medical	04592606
Comprilan-Verband	10 cm × 5 m, 2 Stück	BSN medical	02059701
Durelast	6 cm × 5 m, 1 Binde	Lohmann & Rauscher	00310232
Durelast	8 cm × 5 m, 1 Binde	Lohmann & Rauscher	00310226
Durelast	10 cm × 5 m, 1 Binde	Lohmann & Rauscher	00310249
Durelast	12 cm × 5 m, 1 Binde	Lohmann & Rauscher	00310255
Durelast	6 cm × 5 m, 1 Karton à 10 Stück	Lohmann & Rauscher	06967341
Durelast	8 cm × 5 m, 1 Karton à 10 Stück	Lohmann & Rauscher	06967358
Durelast	10 cm × 5 m, 1 Karton à 10 Stück	Lohmann & Rauscher	06967364
Durelast	12 cm × 5 m, 1 Karton à 10 Stück	Lohmann & Rauscher	06967370
Durelast combi	Je 1 Binde 8 und 10 cm × 5 m	Lohmann & Rauscher	03954059
DracoLastic kräftig Kurzzugbinde	6 cm × 5 m, 1 Binde	Dr. Ausbüttel & Co.	01268880
DracoLastic kräftig Kurzzugbinde	8 cm × 5 m, 1 Binde	Dr. Ausbüttel & Co.	01268897

◘ Tab. 23.2 (Fortsetzung)

Name	Breite und Länge	Hersteller	PZN
DracoLastic kräftig Kurzzugbinde	10 cm × 5 m, 1 Binde	Dr. Ausbüttel & Co.	01268905
DracoLastic kräftig Kurzzugbinde	6 cm × 5 m, 1 Karton à 10 Stück	Dr. Ausbüttel & Co.	03895196
DracoLastic kräftig Kurzzugbinde	8 cm × 5 m, 1 Karton à 10 Stück	Dr. Ausbüttel & Co.	03895204
DracoLastic kräftig Kurzzugbinde	10 cm × 5 m, 1 Karton à 10 Stück	Dr. Ausbüttel & Co.	03895210
DracoLastic Verband Kurzzugbinde	10 cm × 5 m, 1 × 2 Stück	Dr. Ausbüttel & Co.	01449854
Draco-Set Kurzzugbinden	Je 1 Binde 8 cm und 10 cm × 5 m	Dr. Ausbüttel & Co.	02571669
Klinidur Textelast	8 cm × 5 m, 2 Stück	Medsorg	06464918
Klinidur Textelast	10 cm × 5 m, 2 Stück	Medsorg	07717540
NOBADUR	6 cm × 5 m, 1 Binde	NOBA	01410964
NOBADUR	8 cm × 5 m, 1 Binde	NOBA	01410958
NOBADUR	10 cm × 5 m, 1 Binde	NOBA	01410941
NOBADUR	12 cm × 5 m, 1 Binde	NOBA	01410935
NOBADUR Verband	Je 1 Binde 8 cm und 10 cm × 5 m	NOBA	07384860
NOBALAN	6 cm × 5 m, 1 Karton à 10 Stück	NOBA	03770684
NOBALAN	8 cm × 5 m, 1 Karton à 10 Stück	NOBA	03770690
NOBALAN	10 cm × 5 m, 1 Karton à 10 Stück	NOBA	03770709
NOBALAN	12 cm × 5 m, 1 Karton à 10 Stück	NOBA	03770715
NOBALAN	8 cm × 7 m, 1 Karton à 10 Stück	NOBA	01613561
NOBALAN	10 cm × 7 m, 1 Karton à 10 Stück	NOBA	01613762
NOBALAN	12 cm × 7 m, 1 Karton à 10 Stück	NOBA	01620466
NOBALAN-Verband	10 cm × 5 m, 2 Binden	NOBA	07094688
NOBALAN-forte	6 cm × 5 m, 1 Binde	NOBA	04861472
NOBALAN-forte	8 cm × 5 m, 1 Binde	NOBA	04861495
NOBALAN-forte	10 cm × 5 m, 1 Binde	NOBA	04861561
NOBALAN-forte	12 cm × 5 m, 1 Binde	NOBA	04861584
NOBALAN-forte	8 cm × 7 m, 1 Binde	NOBA	04861590
NOBALAN-forte	10 cm × 7 m, 1 Binde	NOBA	04861609
NOBALAN-forte	12 cm × 7 m, 1 Binde	NOBA	04861615
Pütterbinde	6 cm × 5 m, 1 Binde	Paul Hartmann	01525532
Pütterbinde	8 cm × 5 m, 1 Binde	Paul Hartmann	03469200
Pütterbinde	10 cm × 5 m, 1 Binde	Paul Hartmann	03469217
Pütterbinde	12 cm × 5 m, 1 Binde	Paul Hartmann	03469223
Pütterbinde	6 cm, 1 Karton à 10 Stück	Paul Hartmann	00805554
Pütterbinde	8 cm, 1 Karton à 10 Stück	Paul Hartmann	04940941

◘ Tab. 23.2 (Fortsetzung)

Name	Breite und Länge	Hersteller	PZN
Pütterbinde	10 cm, 1 Karton à 10 Stück	Paul Hartmann	04940958
Pütterbinde	12 cm, 1 Karton à 10 Stück	Paul Hartmann	04940964
Pütterbinde	10 cm × 5 m, 2 Binden	Paul Hartmann	00844815
PütterFlex Binde	6 cm × 5 m, 1 Binde	Paul Hartmann	00931827
PütterFlex Binde	8 cm × 5 m, 1 Binde	Paul Hartmann	00931828
PütterFlex Binde	10 cm × 5 m, 1 Binde	Paul Hartmann	00931829
PütterFlex Binde	12 cm × 5 m, 1 Binde	Paul Hartmann	00931830
PütterFlex Binde	6 cm × 5 m, 1 Karton à 10 Stück	Paul Hartmann	00931831
PütterFlex Binde	8 cm × 5 m, 1 Karton à 10 Stück	Paul Hartmann	00931832
PütterFlex Binde	10 cm × 5 m, 1 Karton à 10 Stück	Paul Hartmann	00931833
PütterFlex Binde	12 cm × 5 m, 1 Karton à 10 Stück	Paul Hartmann	00931834
PütterFlex Set	10 cm × 5 m, 2 Binden	Paul Hartmann	00931826
ROGG-Kurzzugbinde	6 cm × 5 m, 10 Stück	ROGG Verbandstoffe	04492856
ROGG-Kurzzugbinde	8 cm × 5 m, 1 Binde	ROGG Verbandstoffe	08887385
ROGG-Kurzzugbinde	8 cm × 5 m, 10 Stück	ROGG Verbandstoffe	04492974
ROGG-Kurzzugbinde	10 cm × 5 m, 1 Binde	ROGG Verbandstoffe	08887391
ROGG-Kurzzugbinde	10 cm × 5 m, 10 Stück	ROGG Verbandstoffe	04492980
ROGG-Kurzzugbinde	12 cm × 5 m, 1 Binde	ROGG Verbandstoffe	08905746
ROGG-Kurzzugbinde	12 cm × 5 m, 10 Stück	ROGG Verbandstoffe	04492997
ROGG-Latexfreie Kurzzugbinde	6 cm × 5 m, 1 Binde	ROGG Verbandstoffe	00434684
ROGG-Latexfreie Kurzzugbinde	8 cm × 5 m, 1 Binde	ROGG Verbandstoffe	00434690
ROGG-Latexfreie Kurzzugbinde	10 cm × 5 m, 1 Binde	ROGG Verbandstoffe	00434709
ROGG-Latexfreie Kurzzugbinde	12 cm × 5 m, 1 Binde	ROGG Verbandstoffe	00434715
ROGG-Ultra-Kurzzugbinde	6 cm × 5 m, 1 Binde	ROGG Verbandstoffe	07508925
ROGG-Ultra-Kurzzugbinde	8 cm × 5 m, 1 Binde	ROGG Verbandstoffe	07508931
ROGG-Ultra-Kurzzugbinde	10 cm × 5 m, 1 Binde	ROGG Verbandstoffe	07508948
ROGG-Ultra-Kurzzugbinde	12 cm × 5 m, 1 Binde	ROGG Verbandstoffe	07508954
Rosidal Elko	2 Binden à 10 cm × 5 m	Lohmann & Rauscher	02647438
Rosidal K	4 cm × 5 m, 1 Binde	Lohmann & Rauscher	02663963
Rosidal K	6 cm × 5 m, 1 Binde	Lohmann & Rauscher	00885961
Rosidal K	8 cm × 5 m, 1 Binde	Lohmann & Rauscher	00885978
Rosidal K	10 cm × 5 m, 1 Binde	Lohmann & Rauscher	00885984
Rosidal K	12 cm × 5 m, 1 Binde	Lohmann & Rauscher	00885990
Rosidal K	10 cm × 10 m, 1 Binde	Lohmann & Rauscher	02663986

◼ **Tab. 23.2** (Fortsetzung)

Name	Breite und Länge	Hersteller	PZN
Rosidal K	12 cm × 10 m, 1 Binde	Lohmann & Rauscher	03773582
Rosidal K	8 cm × 5 m, 1 Karton à 10 Stück	Lohmann & Rauscher	04847176
Rosidal K	10 cm × 5 m, 1 Karton à 10 Stück	Lohmann & Rauscher	04847182
Rosidal K	12 cm × 5 m, 1 Karton à 10 Stück	Lohmann & Rauscher	04906364
Rosidal K	6 cm × 5 m, steril, 1 Binde	Lohmann & Rauscher	04780561
Rosidal K	8 cm × 5 m, steril, 1 Binde	Lohmann & Rauscher	04780578
Rosidal K	10 cm × 5 m, steril, 1 Binde	Lohmann & Rauscher	04780584
Rosidal K	12 cm × 5 m, steril, 1 Binde	Lohmann & Rauscher	04780590
Urgoband	6 cm × 5 m, 1 Binde	URGO	08494645
Urgoband	8 cm × 5 m, 1 Binde	URGO	03844773
Urgoband	10 cm × 5 m, 1 Binde	URGO	03415262
Urgoband	12 cm × 5 m, 1 Binde	URGO	04554675
Urgoband	6 cm × 5 m, 1 Karton à 10 Stück	URGO	02400034
Urgoband	8 cm × 5 m, 1 Karton à 10 Stück	URGO	04997220
Urgoband	10 cm × 5 m, 1 Karton à 10 Stück	URGO	04997237
Urgoband	12 cm × 5 m, 1 Karton à 10 Stück	URGO	04997243
Urgoband duo	2 Binden à 10 cm × 5 m	URGO	01232770
Urgoband ultra	8 cm × 5 m, 1 Binde	URGO	01228113
Urgoband ultra	10 cm × 5 m, 1 Binde	URGO	01228136

◼ **Tab. 23.3** Haftende Kurzzugbinden

Name	Breite und Länge	Hersteller	PZN
Askina kohäsive Kurzzugbinde	6 cm × 5 m, 1 Binde	B. Braun	09914902
Askina kohäsive Kurzzugbinde	8 cm × 5 m, 1 Binde	B. Braun	09914954
Askina kohäsive Kurzzugbinde	10 cm × 5 m, 1 Binde	B. Braun	09914960
Askina Forte	8 cm × 4,5 m, 1 Binde	B. Braun	07286407
Askina Forte	10 cm × 4,5 m, 1 Binde	B. Braun	07286413
Comprihaft	6 cm × 5 m, 1 Binde	BSN medical	03442164
Comprihaft	8 cm × 5 m, 1 Binde	BSN medical	03442170
Comprihaft	10 cm × 5 m, 1 Binde	BSN medical	03442187
Comprihaft	12 cm × 5 m, 1 Binde	BSN medical	03442193
DracoLastic haft	10 cm × 5 m, 1 Binde	Dr. Ausbüttel & Co.	02949895
NOBARIP	6 cm × 5 m, 1 Binde	NOBA	01437153
NOBARIP	8 cm × 5 m, 1 Binde	NOBA	01437176
NOBARIP	10 cm × 5 m, 1 Binde	NOBA	01437182

◘ Tab. 23.3 (Fortsetzung)

Name	Breite und Länge	Hersteller	PZN
NOBARIP	12 cm × 5 m, 1 Binde	NOBA	01437199
Rosidal haft	6 cm, 1 Binde	Lohmann & Rauscher	08699933
Rosidal haft	8 cm, 1 Binde	Lohmann & Rauscher	08699956
Rosidal haft	10 cm, 1 Binde	Lohmann & Rauscher	08699962
Rosidal haft	12 cm, 1 Binde	Lohmann & Rauscher	08699979
Rosidal haft	6 cm, steril, 1 Binde	Lohmann & Rauscher	04780526
Rosidal haft	8 cm, steril, 1 Binde	Lohmann & Rauscher	04780532
Rosidal haft	10 cm, steril, 1 Binde	Lohmann & Rauscher	04780549
Rosidal haft	12 cm, steril, 1 Binde	Lohmann & Rauscher	04780555
Urgoband kohäsiv	8 cm × 5 m, 1 Binde	URGO	03844767
Urgoband kohäsiv	10 cm × 5 m, 1 Binde	URGO	03767038

◘ Tab. 23.4 Polsterbinden (Watte/Schaumstoff)

Name	Breite und Länge	Hersteller	PZN
Askina Polsterwatte	5 cm × 2,7 m	B. Braun	03233615
Askina Polsterwatte	7,5 cm × 2,7 m	B. Braun	03234804
Askina Polsterwatte	10 cm × 2,7 m	B. Braun	03234810
Askina Polsterwatte	15 cm × 2,7 m	B. Braun	03234827
Cellona Synthetikwatte	6 cm × 3 m	Lohmann & Rauscher	02765451
Cellona Synthetikwatte	10 cm × 3 m	Lohmann & Rauscher	02765468
Cellona Synthetikwatte	40 cm × 10 m	Lohmann & Rauscher	02754200
Cellona Synthetikwatte	4 cm × 3 m	Lohmann & Rauscher	02754157
Cellona Synthetikwatte	6 cm × 3 m	Lohmann & Rauscher	02754163
Cellona Synthetikwatte	10 cm × 3 m	Lohmann & Rauscher	02754186
Cellona Synthetikwatte	15 cm × 3 m	Lohmann & Rauscher	02754192
Cellona Synthetikwatte	20 cm × 3 m	Lohmann & Rauscher	07732628
CompriFoam	10 cm × 2,5 m × 0,3 cm, 1 Binde	BSN medical	00831103
CompriFoam	10 cm × 2,5 m × 0,4 cm, 1 Binde	BSN medical	00831072
CompriFoam	12 cm × 2,5 m × 0,4 cm, 1 Binde	BSN medical	00831089
CompriFoam	15 cm × 2,5 m × 0,4 cm, 1 Binde	BSN medical	00831095
Klinisoft SY Polsterwatte	10 cm × 3 m, 1 Binde	Medsorg	02881507
Klinisoft SY Polsterwatte	15 cm × 5 m, 1 Binde	Medsorg	00848517
NOBAPAD	4 cm × 3 m, 20 Binden	NOBA	07097876
NOBAPAD	6 cm × 3 m, 20 Binden	NOBA	07097882

◘ Tab. 23.4 (Fortsetzung)

Name	Breite und Länge	Hersteller	PZN
NOBAPAD	8 cm × 3 m, 20 Binden	NOBA	07097899
NOBAPAD	10 cm × 3 m, 20 Binden	NOBA	07097907
NOBAPAD	12 cm × 3 m, 20 Binden	NOBA	00620286
NOBAPAD	15 cm × 3 m, 20 Binden	NOBA	07097913
NOBAPAD	20 cm × 3 m, 10 Binden	NOBA	07097936
NOBASANA	10 cm × 2,5 m × 0,3 cm, 1 Binde	NOBA	07385196
NOBASANA	10 cm × 2,5 m × 0,4 cm, 1 Binde	NOBA	07385204
NOBASANA	12 cm × 2,5 m × 0,4 cm, 1 Binde	NOBA	07385210
NOBASANA	15 cm × 2,5 m × 0,4 cm, 1 Binde	NOBA	07571763
ROGG-Synthetik Wattebinde	6 cm × 3 m, 1 Binde	ROGG Verbandstoffe	07232794
ROGG-Synthetik Wattebinde	8 cm × 3 m, 1 Binde	ROGG Verbandstoffe	04493005
ROGG-Synthetik Wattebinde	10 cm × 3 m, 1 Binde	ROGG Verbandstoffe	07232802
ROGG-Synthetik Wattebinde	12 cm × 3 m, 1 Binde	ROGG Verbandstoffe	04493011
ROGG-Synthetik Wattebinde	15 cm × 3 m, 1 Binde	ROGG Verbandstoffe	07232819
Rosidal soft	2,5 m; 10 × 0,3 cm, 1 Binde	Lohmann & Rauscher	00886854
Rosidal soft	2,5 m; 10 × 0,4 cm, 1 Binde	Lohmann & Rauscher	00886860
Rosidal soft	2,5 m; 12 × 0,4 cm, 1 Binde	Lohmann & Rauscher	00886877
Rosidal soft	2,5 m; 15 × 0,4 cm, 1 Binde	Lohmann & Rauscher	00886883
Rosidal soft	2,5 m; 10 × 0,3 cm, lose im Karton	Lohmann & Rauscher	00886819
Rosidal soft	2,5 m; 10 × 0,4 cm, lose im Karton	Lohmann & Rauscher	00886825
Rosidal soft	2,5 m; 12 × 0,4 cm, lose im Karton	Lohmann & Rauscher	00886831
Rosidal soft	2,5 m; 15 × 0,4 cm, lose im Karton	Lohmann & Rauscher	00886848
Rosidal soft	2 m; 10 × 0,2 cm	Lohmann & Rauscher	00849988
Urgo Polsterbinde	6 cm × 3 m, 6 Stück	URGO	00110504
Urgo Polsterbinde	10 cm × 3 m, 6 Stück	URGO	00110510
Urgo Polsterbinde	15 cm × 3 m, 6 Stück	URGO	00110527

◘ Tab. 23.5 Kompressionssets (z. B. Kurzzugbinden, Polsterbinden, Rollenpflaster, Schlauchverband)

Name	Konfektionierung	Hersteller	PZN
Comprilan Plus	Fertigset	BSN medical	06834841
ROGG-Kompressionsset Standard	Fertigset	ROGG Verbandstoffe	07757255
ROGG-Kompressionsset Effektiv M	Fertigset	ROGG Verbandstoffe	09016830
ROGG-Kompressionsset Effektiv XL	Fertigset	ROGG Verbandstoffe	07762552
Rosidal sys	Fertigset	Lohmann & Rauscher	00849971

▣ Tab. 23.6 Pelotten und Polsterschäume

Name	Größe und Form	Hersteller	PZN
Jobst foam Pelotte	9 × 1 cm	BSN medical	00775735
Komprex Kompresse	00 oval	Lohmann & Rauscher	00591018
Komprex Kompresse	0 nierenförmig	Lohmann & Rauscher	00591024
Komprex Kompresse	1 Stück nierenförmig	Lohmann & Rauscher	00591030
Komprex Kompresse	2 Stück rechteckig	Lohmann & Rauscher	00591047
Komprex Kompresse	4 Stück trapezförmig	Lohmann & Rauscher	00591076
Komprex Schaumgummi-Binde	1 m × 8 cm, Stärke 0,5 cm	Lohmann & Rauscher	00590964
Komprex Schaumgummi-Binde	1 m × 8 cm, Stärke 1 cm	Lohmann & Rauscher	00590970
Komprex Schaumgummi-Binde	1 m × 10 cm, Stärke 1 cm	Lohmann & Rauscher	00590987
Komprex Schaumgummi-Binde	2 m × 8 cm, Stärke 0,5 cm	Lohmann & Rauscher	00590993
Komprex Schaumgummi-Binde	2 m × 8 cm, Stärke 1 cm	Lohmann & Rauscher	00591001
Komprex Schaumgummi-Platte	100 × 50 cm, Stärke 1 cm	Lohmann & Rauscher	00591082
Komprex II Schaumstoff-Platte	65 × 65 cm	Lohmann & Rauscher	02006722
Leukotape Foam	20 × 30 cm, 10 Stück	BSN medical	00567847

▣ Tab. 23.7 Adjustierbare Kompressionsbandagen

Name	Unterschenkellänge	Hersteller	PZN
circaid juxtacures	Kurz (< 44 cm)	medi	11057902
circaid juxtacures	Standard (44–49 cm)	medi	11057909
circaid juxtacures	Lang (> 49 cm)	medi	11057931
circaid pacband	Standard	medi	11484780
circaid pacband	Groß	medi	11484797

▣ Tab. 23.8 Zweiteiliges Kompressions-Kit mit Klettfixierungen

Name	Knöchelumfang	Hersteller	PZN
sanaFactur Kompressions-Kit	19–25 cm	sanaFactur	11558840
sanaFactur Kompressions-Kit	23–30 cm	sanaFactur	11558857
sanaFactur Kompressions-Kit	28–37 cm	sanaFactur	11558900

Weiterführende Literatur und Kontaktadressen

Bücher

Asmussen PD, Söllner B (2004) Kompressionstherapie: Prinzipien und Praxis. Urban & Fischer Verlag, München

Augustin M, Debus S (2009) Moderne Wundversorgung: Im Spannungsfeld zwischen Qualitätsanspruch, Zuständigkeit und Sparzwang. mhp-Verlag, Wiesbaden

Dissemond J (2012) Blickdiagnose chronischer Wunden. Viavital Verlag, Köln

Dissemond J (2012) Ulcus cruris – Genese, Diagnostik und Therapie. UNI-MED Verlag, Bremen

Herpetz U (2013) Ödeme und Lymphdrainage: Diagnostik und Therapie. Schattauer Verlag, Stuttgart

Panfil EM, Schröder G (2015) Pflege von Menschen mit chronischen Wunden. Huber Verlag, Bern

Pritschow H, Schuchhardt C (2014) Das Lymphödem und die komplexe physikalische Entstauungstherapie. Viavital Verlag, Köln

Protz K, Timm JH (2014) Moderne Wundversorgung. Elsevier Verlag, München

Rabe E, Stücker M (2015) Phlebologischer Bildatlas. Viavital Verlag, Köln

Reich-Schupke S, Stücker M (2013) Moderne Kompressionstherapie: Ein praktischer Leitfaden. Viavital Verlag, Köln

Zeller T, Cissarek T, Gray WA, Kröger K (2013) Gefäßmedizin – Therapie und Praxis. ABW Wissenschaftsverlag, Berlin

Übersichts- und Originalarbeiten

Ashby RL, Gabe R, Ali S, Adderley U, Bland JM, Cullum NA, Dumville JC, Iglesias CP, Kang'ombe AR, Soares MO, Stubbs NC, Torgerson DJ (2014) Clinical and cost-effectiveness of compression hosiery versus compression bandages in the treatment of venous leg ulcers (Venous leg Ulcer Study IV, VenUS IV): a randomised controlled trial. Lancet 383: 871–879

Augustin M, Brocatti LK, Rustenbach SJ, Schafer I, Herberger K (2014) Cost-of-illness of leg ulcers in the community. Int Wound J 11: 283–292

Baumeister RG, Frick A (2003) The microsurgical lymph vessel transplantation. Handchir Mikrochir Plast Chir 35: 202–209

Dissemond J (2011) Differentialdiagnosen des Ulcus cruris venosum. Phlebologie 40: 85–92

European Wound Management Association (EWMA) (2003) Understanding compression therapy

Freise J, Kohaus S, Körber A, Hillen U, Kröger K, Grabbe S, Dissemond J (2008) Contact sensitization in patients with chronic wounds: Results of a prospective investigation. J Eur Acad Dermatol Venereol 22: 1203–1207

Harding K, Dowsett C, Fias L, Jelnes R, Mosti G, Öien R, Partsch H, Reeder S, Senet P, Verdu Soriano J, Vanscheidt (2015) Simplifying venous leg ulcer management. Consensus recommendations. Wounds Int. www.wound-international.com

Herberger K, Rustenbach SJ, Grams L, Münter KC, Schäfer E, Augustin M (2012) Quality-of-care for leg ulcers in the metropolitan area of Hamburg – a community-based study. J Eur Acad Dermatol Venereol 26: 495–502

Ingianni G (2003) Microsurgical lympho-venous anastomosis in the treatment of secondary lymphoedema of the upper extremity. Handchir Mikrochir Plast Chir 35: 216–220

Kahle B, Hermanns HJ, Gallenkemper G (2011) Evidenzbasierte Therapie chronischer Beinulzera. Dtsch Arztebl Int 108: 231–237

Kasseroller RG, Schrauzer GN (2000) Treatment of secondary lymphedema of the arm with physical decongestive therapy and sodium selenite: a review. Am J Ther 7: 273–279

Klyscz T, Jünger M, Zuder D, Steins A, Jeggle U, Rassner G (1997) Verbesserung der kutanen Mikrozirkulation bei der chronischen Veneninsuffizienz (CVI) durch ein sportmedizinisches Bewegungsprogramm. Akt Dermatol 23: 248–251

Moran PS, Teljeur C, Harrington P, Ryan M (2015) A systematic review of intermittent pneumatic compression for critical limb ischaemia. Vasc Med 20: 41–50

O'Donnell TF, Passman MA, Marston WA, Ennis WJ, Dalsing M, Kistner RL, Lurie F, Henke PK, Gloviczki ML, Eklöf BG, Stoughton J, Raju S, Shortell CK, Raffetto JD, Partsch H, Pounds LC, Cummings ME, Gillespie DL, McLafferty RB, Murad MH, Wakefield TW, Gloviczki P (2014) Management of venous leg ulcers: clinical practice guidelines of the Society for Vascular Surgery and the American Venous Forum. J Vasc Surg 60 (Suppl. 2): 3–59

Partsch H, Clark M, Mosti G, Steinlechner E, Schuren J, Abel M, Benigni JP, Coleridge-Smith P, Cornu-Thénard A, Flour M, Hutchinson J, Gamble J, Issberner K, Jünger M, Moffatt C, Neumann HA, Rabe E, Uhl JF, Zimmet S (2008) Classification of compression bandages: practical aspects. Dermatol Surg 34 (5): 600–609

Protz K, Heyer K, Dörler M, Stücker M, Hampel-Kalthoff C, Augustin M (2014) Compression therapy: scientific background and practical applications. J Dtsch Dermatol Ges 12: 794–801

Protz K, Verheyen-Cronau I, Heyer K (2013) Broschüren zur Unterstützung der Patientenedukation in den Themenbereichen MRSA, Kompression und Wundwissen – Eine Untersuchung anhand der Veröffentlichungen des Wundzentrum Hamburg e. V. Pflegewissenschaft 15 (12): 658–678

Purwins S, Herberger K, Debus ES, Rustenbach SJ, Pelzer P, Rabe E, Schäfer E, Stadler R, Augustin M (2010) Cost-of-illness of chronic leg ulcers in Germany. Int Wound J 7: 97–102

Reich S, Altmeyer P, Stücker M (2006) Systemische medikamentöse Therapien von chronischen Venenerkrankungen. Hautarzt 57: 9–18

Sippel K, Seifert B, Hafner J (2015) Donning devices (foot slips and frames) enable elderly people with severe chronic venous insufficiency to put on compression stockings. Eur J Vasc Endovasc Surg 49: 221–229

Stemmer R (1976) Ein klinisches Zeichen zur Früh- und Differentialdiagnose des Lymphödems. VASA 3: 261–262

Weißleder H, Weißleder R (1988) Lymphedema: Evaluation of qualitative and quantitative lymphoscintigraphy in 238 patients. Radiology 167: 729–735

World of Wound Healing Societies (WUWHS) (2008) Konsensusdokument – Kompression beim venösen Ulcus cruris

Meta-Analysen

Badger C, Preston N, Seers K, Mortimer P (2004) Benzopyrones for reducing and controlling lymphoedema of the limbs. Cochrane Database Syst Rev 4: CD003140

Mauck KF, Asi N, Elraiyah TA, Undavalli C, Nabhan M, Altayar O, Sonbol MB, Prokop LJ, Murad MH (2014) Comparative systematic review and meta-analysis of compression modalities for the promotion of venous ulcer healing and reducing ulcer recurrence. J Vasc Surg 60 (Suppl. 2): 71–90

Morling JR, Yeoh SE, Kolbach DN (2015) Rutosides for prevention of post-thrombotic syndrome. Cochrane Database Syst Rev 9: CD005626

Nelson EA, Bell-Syer SE (2014) Compression for preventing recurrence of venous ulcers. Cochrane Database Syst Rev 9: CD002303

Nelson EA, Hillman A, Thomas K (2014) Intermittent pneumatic compression for treating venous leg ulcers. Cochrane Database Syst Rev 5: CD001899

O'Meara S, Cullum N, Nelson EA, Dumville JC (2012) Compression for venous leg ulcers. Cochrane Database Syst Rev 11: CD000265

Sachdeva A, Dalton M, Amaragiri SV, Lees T (2014) Graduated compression stockings for prevention of deep vein thrombosis. Cochrane Database Syst Rev 12: CD001484

Scallon C, Bell-Syer SE, Aziz Z (2013) Flavonoids for treating venous leg ulcers. Cochrane Database Syst Rev 5: CD006477

Shingler S, Robertson L, Boghossian S, Stewart M (2013) Compression stockings for the initial treatment of varicose veins in patients without venous ulceration. Cochrane Database Syst Rev 12: CD008819

AWMF-Leitlinien

S1-Leitlinie der Deutschen Gesellschaft für Phlebologie (DGP): Intermittierende pneumatische Kompression. Status 2015: angemeldet

S1-Leitlinie der Deutschen Gesellschaft für Phlebologie (DGP): Lipödem. Status 2015: in Überarbeitung

S1-Leitlinie der Deutschen Gesellschaft für Phlebologie (DGP): Sklerosierungsbehandlung der Varikose. Status 2015: gültig bis 2017

S1-Leitlinie der Gesellschaft Deutschsprachiger Lymphologen (GDL): Diagnostik und Therapie der Lymphödeme. Stand 2015: in Überarbeitung

S2-Leitlinie der Deutschen Gesellschaft für Phlebologie (DGP): Phlebologischer Kompressionsverband (PKV). Status 2015: in Überarbeitung

S3-Leitlinie der Deutschen Gesellschaft für Angiologie – Gesellschaft für Gefäßmedizin (DGA): Periphere arterielle Verschlusskrankheit (PAVK), Diagnostik und Therapie. Status 2015: in Überarbeitung

S3-Leitlinie der Deutschen Gesellschaft für Phlebologie (DGP): Diagnostik und Therapie des Ulcus cruris venosum. Status 2015: in Überarbeitung

S3-Leitlinie der Deutschen Gesellschaft für Wundheilung und Wundbehandlung (DGfW): Lokaltherapie chronischer Wunden bei Patienten mit den Risiken periphere arterielle Verschlusskrankheit, Diabetes mellitus, chronische venöse Insuffizienz. Status 2015: gültig bis 2016

Pflegerische Leitlinien

Deutsches Netzwerk für Qualitätsentwicklung in der Pflege (DNQP). Expertenstandard Pflege von Menschen mit chronischen Wunden, 2. Aufl. Fachhochschule Osnabrück, Osnabrück, 2015

Interessante Kontaktadressen und informative Homepages

Deutsche Gefäßliga e. V.
Mühlenstr. 21–25
50321 Brühl
Tel.: 02232 7699790
Fax: 02232 7699899
E-Mail: info@deutsche-gefaessliga.de
Internet: www.deutsche-gefaessliga.de

Deutsche Gesellschaft für Phlebologie (DGP)
Sekretariat Frau Anja Pielhau
Tel.: 0228 2871-6959
E-Mail: webmaster@phlebology.de
Internet: www.phlebology.de

Deutsche Venen-Liga e. V.
Hauptgeschäftsstelle
Sonnenstr. 6
54864 Bad Bertrich
Tel.: 02674 1448
E-Mail: info@venenliga.de
Internet: www.venenliga.de

Lymphnetz Hamburg e. V.
E-Mail: info@lymphnetz-hamburg.de
Internet: www.lymphnetz-hamburg.de

**Deutsche Gesellschaft für Wundheilung
und Wundbehandlung e. V. (DGfW)**
Glaubrechtstr. 7
35392 Gießen
Tel.: 0641 6868518
E-Mail: dgfw@dgfw.de
Internet: www.dgfw.de

Initiative Chronische Wunden e. V. (ICW)
Pölle 27/28
06484 Quedlinburg
Tel.: 06455 7593965
E-Mail: organisation@icwunden.de
Internet: www.icwunden.de

Wundzentrum Hamburg e. V.
E-Mail: info@wundzentrum-hamburg.de
Internet: www.wundzentrum-hamburg.de

**International Institute for Health Economics/Medical
Data Institute (MDI)**
Internet: www.md-institute.com

Übersicht Wundnetze in Deutschland
Internet: www.wundnetze.de

Stichwortverzeichnis